OLI ESSENZIALI PER L'ANIMA

RIFLESSIONI DI UNA DONNA SULLA CURA EMOTIVA

*Il breve racconto autobiografico
di un'anima in viaggio*

Mariavittoria Pradal

Sommario

Introduzione

Dall'eucalipto energizzante alla lavanda dolce e rilassante passando per il profumatissimo limone agrumato: gli oli essenziali sono *molecole aromatiche* che agiscono sul piano emozionale e fisico. Annusando l'olio essenziale di vetiver si ha l'impressione di sciogliere i nodi di stress e di fatica accumulati nel tran-tran della quotidianità. Poche gocce di rosmarino, invece, migliorano il focus e schiariscono una mente oberata da obblighi e preoccupazioni. E cosa dire del basilico? Risveglia l'energia sopita e induce a compiere un *viaggio* – reale o metaforico – che avvicina al raggiungimento di *traguardi & obiettivi*.

Il potere terapeutico degli oli essenziali non è un *abracadabra,* una diceria popolare priva di riscontri scientifici. Tuttavia, per lunghi anni io stessa sono stata una detrattrice dell'aromaterapia e dei suoi innegabili benefici.

Facciamo chiarezza.

Innanzitutto, mi presento con una stretta di mano letteraria: sono Mariavittoria Pradal, un'appassionata sostenitrice e divulgatrice del mondo (un po' magico) degli oli essenziali. È ormai da qualche anno che gli oli essenziali prodotti da alcune aziende d'eccellenza – di cui ti parlerò approfonditamente nelle pagine a seguire – sono diventati imprescindibili alleati nella mia routine quotidiana. È stata una carissima amica a parlarmene durante una chiacchierata tutta al femminile. Le confidai di essere impantanata in un periodo di stati ansiogeni, *overthinking* (la tendenza a pensare troppo) e confusione emotiva. Per giunta, ero intrappolata nella rete di un *lavoro dipendente* distante anni luce dalle mie aspirazioni. E io, che sono sempre stata affascinata e appagata dal contatto con le persone e dalla possibilità di fare del bene, soffrivo immensamente la condizione di reclusione professionale alla quale ero condannata.

«Devo fare qualcosa!» – mi ripetevo al mattino, mentre bevevo *svogliatamente* una tazzina di espresso. *«Ma che cosa?»*.

Il punto è centrale.

Tutti noi, una volta o l'altra, abbiamo avuto l'impressione di dover cambiare *qualcosa*. Tuttavia, in mancanza di una guida, di un'idea o di un supporto pratico ed emotivo è molto difficile, per non dire *impossibile*, invertire la rotta e navigare in direzione di un porto sicuro: *il porto della felicità e del benessere.*

Al tempo mi sono affidata completamente alle parole rincuoranti della mia interlocutrice. Ho acquistato alcune profumazioni di base, ho creato un ambiente congeniale all'esperienza dell'aromaterapia e... *ho lasciato che la magia avvenisse sotto i miei occhi!* Lo scetticismo iniziale si è trasformato ben presto in curiosità, appagamento e desiderio di condividere le piccole-grandi verità degli oli essenziali col maggior numero possibile di donne. *Ho lasciato che le fragranze lenissero le mie ferite emotive come un balsamo rigenerante.* E da fervida sperimentatrice quale sono, ho fatto uso dell'aromaterapia anche negli altri aspetti della mia quotidianità. Uno tra tutti? *Il canto.* Con gli oli essenziali ho approfondito la respirazione, *detensionato* i muscoli e lavorato sul piano psichico per superare l'ansia da prestazione che si accompagna all'esperienza canora. Dopotutto, la voce è legata alle nostre *percezioni* e al nostro *sentire.* Più stabile è il legame tra le sensazioni e il piacere di cantare, più semplice è anche raggiungere quel grado di piacere genuino che si accompagna al canto. Superando il timore del giudizio altrui e del «*non essere all'altezza*», la voce assume sfumature e dettagli che emozionano *noi stessi e gli altri* in uno scambio perfetto.

In aggiunta, c'è un aspetto in particolare che mi ha avvicinato alle boccettine del benessere: la consapevolezza di investire su prodotti di altissima qualità, realizzati in maniera *etica e sostenibile*. La Terra si prende cura di noi coi suoi profumi e con le sue *gocce di benessere*. E noi, che siamo ospiti e abitanti del Pianeta per un periodo di tempo limitato, non dovremmo mai dimenticare che la natura, le piante, i fiori e gli animali sono un *unicum* da cui dipendono la nostra salute e il nostro benessere.

E allora, *mio caro lettore, mia cara lettrice*, benvenuto/a!

Se hai deciso di immergerti nella lettura di questo libro significa che sei alla ricerca di una guida *con la G maiuscola* che ti conduca alla scoperta degli oli essenziali. Forse li hai sentiti nominare da un'amica che ha stuzzicato la tua curiosità, o magari li usi già da anni per il tuo benessere, il tuo equilibrio psicofisico e la tua *beauty routine.* L'idea di guarire con le piante può sembrare un po' bizzarra, ma nelle prossime pagine voglio dimostrarti il contrario.

Dopo anni di sofferenza psichica e di incertezze lavorative, infatti, desidero divulgare *i segreti dell'aromaterapia* nei panni di *consulente.* E chissà che anche tu, con un po' di aiuto, non riesca ad amplificare le tue *percezioni* in maniera pacifica, straordinaria e gioiosa.

Ti auguro una piacevole permanenza tra le pagine del mio libro e ti ricordo che, nel mio piccolo, puoi sempre contare su di me,

Mariavittoria Pradal

Vuoi entrare nel mondo dell'aromaterapia e scoprire di più sugli oli essenziali? Scansiona il QR-Code e inizia subito il tuo viaggio alla scoperta delle fragranze certificate!

Ti aspettano grandi sorprese!

Oppure, mettiti in contatto con me:
mariavittoria.pradal@gmail.com

Capitolo 1

Gli oli essenziali dalla A alla Z

Puri, volatili e aromatici. Gli oli essenziali, con le loro proprietà riequilibranti e ricostituenti, sono **gocce di benessere** desunte da alberi, radici, semi, fiori e arbusti mediante un processo di *distillazione a vapore*. Gli estratti odorosi sono contenuti all'interno di *cellule ghiandolari* o *sacche di raccolta* collocate sulla buccia esterna. Puoi immaginarli come tanti piccoli *scrigni preziosi* da cui si ottengono i nostri fedeli alleati di aromaterapia mediante un processo di distillazione. Il loro iter di estrazione è affascinante e merita di essere approfondito nei prossimi capitoli del manuale che stringi tra le mani, ma devi sapere che varia a seconda della pianta prescelta. Un esempio? L'olio essenziale di limone o di lavanda è abbondante e facilmente individuabile anche dai «non addetti ai lavori». Quello di rosa, di contro, è raro e altamente richiesto.

Sono necessari molti esemplari prima di confezionare una boccetta di qualità, dalle forti proprietà terapeutiche.

In aggiunta, la storia degli oli essenziali è *millenaria*. Le piantine aromatiche sono state usate fin dall'antichità in forma di cosmetici, ingredienti per la cucina, profumi e incensi dalle spire avvolgenti. In alcuni casi li si impiegava anche in sostituzione dei trattamenti medici tradizionali per rinvigorire il corpo senza debilitarlo con l'assunzione di farmaci "sintetici". Le prime testimonianze sono risalenti alla *letteratura indiana*, nel 2000 avanti Cristo, e constano di un elenco di oltre settecento sostanze – tra cui il coriandolo, la cannella, il sandalo, la mirra e lo zenzero – catalogate dai saggi induisti. Secondo gli antropologi, le essenze naturali assolvevano una duplice funzione: da un lato erano usate nella *medicina* e, dall'altro, erano impiegate durante i *riti religiosi per* aggiungere un tocco odoroso alle preghiere e alle meditazioni dei nostri antenati d'Oriente. *Affascinante, non trovi anche tu?*

Mi piace pensare che le popolazioni ancestrali fossero più intuitive e accorte di noi, figli della tecnologia, della modernità e del «*voglio tutto e subito, altrimenti rifiuto!»*. Un esempio? Gli Egizi ci hanno lasciato in eredità dei crepitanti fogli di papiro in cui si descrivono le fasi dell'imbalsamazione del corpo con l'uso di erbe medicinali e di oli profumatissimi estratti dalle piante verdeggianti sorte nelle oasi del Nilo.

La domanda sorge, dunque, spontanea: quand'è che la tradizione dell'aromaterapia nata in Oriente si è diffusa a macchia d'olio anche nel Vecchio Continente? Dopotutto, quando sentiamo parlare di Cina, Thailandia, Giappone, India o Egitto voliamo sulle ali della fantasia e immaginiamo terre lontane, in cui l'odore dell'incenso di sandalo si mescola al profumo di un *tè chai speziatissimo*. In realtà, i nostri antenati del Mediterraneo hanno accolto con fervore la saggezza naturale dei popoli confinanti; i Fenici, i Greci e i Romani misero a punto un sistema di distillazione *da 110 e Lode*. Ad esempio, sapevi che Ippocrate – il padre della medicina moderna – era solito curare le malattie dei propri pazienti con prescrizioni di unguenti aromatici da spalmare sulla pelle e fumenti a base di oli da inspirare nelle quattro mura di casa? In breve, i Romani accolsero la tradizione di derivazione ellenica e cominciarono a produrre (e barattare) profumi e unguenti per la pelle, per i capelli, per i vestiti e per i massaggi dopo un bagno rigenerante. *Ah, che freschezza!*

Lettore, lettrice, non voglio tediarti con l'affascinante lascito degli oli essenziali e delle loro peculiarità. La Storia corre veloce e noi dobbiamo tenere il passo. Saltiamo a piè pari qualche secolo e arriviamo all'epoca medievale – *croce e delizia di molti.* Le preparazioni *green* – come l'acqua di fiori – erano usate nelle situazioni più disparate: dalla pulizia disinfettante dei pavimenti all'applicazione topica sulla pelle per lenire il mal di gola e il raffreddore di stagione – *che al tempo, ahimè, poteva rivelarsi letale!* Nel 1500, la protagonista dell'aromaterapia era l'acqua di lavanda. La fama via via crescente degli unguenti di erboristeria venne accompagnata dalla diffusione dei primi vademecum su carta stampata. E dal momento che il fascino del Medioevo è inarrestabile, non sorprende che un numero esiguo di alchimisti si chiuse in laboratori misteriosi per trasformare le sostanze naturali in materiali metallici o gemme scintillanti. Secondo i nostri antenati europei, infatti, la distillazione delle piante era paragonabile al processo emozionale che ha sede nella mente umana: come le foglie grezze di una pianta possono generare un filtro potente e puro, così i sentimenti individuali o interpersonali sono purificabili e rafforzabili con l'aiuto di Madre Natura.

Questa visione romantica e olistica mi piace moltissimo. È un monito che ci ricorda quanto, nonostante la tecnica e la scienza ormai primeggino nella società a noi contemporanea, restiamo pur sempre esseri umani costituiti dagli *stessi elementi* fondanti della Natura. *Ed è a lei che dobbiamo rivolgerci per ritrovare la pace e la serenità perdute.*

Dal Medioevo alla modernità il passo è breve.

A partire dall'Ottocento, gli alleati dell'aromaterapia messi a punto nei secoli precedenti erano esposti in bella vista nella maggior parte delle farmacie e degli spacci di cosmetici perché utilizzati come rimedio pseudo-miracoloso nella lotta contro le epidemie letali e le malattie (soprattutto quelle polmonari e respiratorie). Per giunta, nel Novecento nacquero le primissime aziende produttrici di sostanze naturali aromatiche. Si assiste così a una rivoluzione *con la R maiuscola!* In commercio fecero la loro comparsa i profumi a *scopo estetico*, non più terapeutico. Con la nascita della medicina moderna e con l'avanzare del progresso scientifico, le erbe sono state (quasi) del tutto sostituite dai farmaci sintetizzati in laboratorio, prima di essere gradualmente riscoperte negli ultimi anni.

Un po' di curiosità

Lo sapevi che il chimico di origini francesi *Renè Gattefosse* fu il primo ricercatore a coniare il termine «aromaterapia» nel XIX, durante le sue ricerche di laboratorio sugli oli essenziali e sui loro benefici sulla salute umana? Per citare le sue parole: "Medici e chimici saranno sorpresi della quantità degli oggetti odorosi utilizzabili in medicina e della grande varietà delle loro funzioni chimiche. Oltre alle proprietà antisettiche e microbiche oggi largamente impiegate, gli oli essenziali possiedono proprietà antitossiche, antivirali, una potente azione energetica, un potere cicatrizzante incontestato. *L'avvenire riserva loro un ruolo ancora più importante*".

Prima della loro diffusione nel Vecchio Continente, gli estratti botanici erano i capisaldi della medicina Ayurvedica indiana. I composti vegetali sono gli alleati indispensabili dell'approccio olistico (mente-corpo) risalente a oltre 5000 anni fa. *Ho dedicato un intero capitolo alla saggezza Ayurvedica!*

Sai, gli oli essenziali non vengono prodotti tutti allo stesso modo. Il clima, la distillazione e la qualità delle piante di partenza aumentano (o diminuiscono) la purezza delle **gocce di benessere**. Dal momento che l'attenzione al dettaglio è la *conditio sine qua non* di un olio terapeutico dalle proprietà benefiche è importante essere precisi e affidarsi soltanto ad aziende accreditate. *Sarebbe un peccato vanificare il potere degli estratti per una piccola sbadataggine in fase di shopping, no?*

I composti aromatici volatili si diffondono velocemente nell'aria, permettendoti di percepirne subito il profumo. Ne esistono oltre 3.000 tipologie con benefici e peculiarità sui generis. *Ma non temere, nelle prossime pagine ti presenterò i più interessanti affinché tu non sia costretto a testarli personalmente!* Ogni distillato ha una composizione chimica univoca che varia anche tra piante della stessa specie. In altri termini, gli oli aromatici presentano un loro personalissimo **DNA**, simile alla «traccia identificativa» umana.

L'unicità e i benefici dipendono, quindi, dal mix di composti aromatici.

Una definizione (semplice, ma esplicativa) di cosa sono gli oli essenziali

Mio caro lettore, mia cara lettrice, ti chiedo: sei mai rimasto stregato dal profumo inebriante di una pineta autunnale o di un agrumeto dolce, avvolgente e dai colori sgargianti? Il tuo naso è stato mai catturato dall'essenza pura e inebriante di lavanda, oppure dall'aroma stuzzicante di qualche lontana spezia d'Oriente? Se la risposta è sì – e sono sicura che lo sia – allora hai già testato in prima persona i benefici degli oli essenziali distillati dai frutti, dai fiori e dagli arbusti presenti in Natura. La produzione delle *gocce del benessere* è un lavoro artigianale che non tradisce l'essenza botanica di piante accuratamente selezionate.

Per rispondere *alla domanda delle domande*, dunque, ti ricordo che:

- Gli oli essenziali sono sostanze completamente naturali.

- Il flacone di un olio essenziale contiene piccolissime molecole estratte dalla spremitura delle foglie, delle radici o dei fusti. Molto spesso, il liquido convertito in olio viene conservato all'interno di sacchetti e/o di scrigni che prendono il nome di *tricomi*. In altri casi, invece, i liquidi vengono secreti dalle cavità o dalle cellule delle piante suddette.

- Il profumo inebriante degli alleati aromaterapici dipende dalla **struttura molecolare** dei fiori e degli arbusti.

- *Dulcis in fundo*, gli oli essenziali puri sono sostanze solubili. Cosa significa, questo? Be', che puoi mescolarle con altri oli vettori (oli di base) ma non con l'acqua (H_2O).

- Gli oli essenziali non vengono percepiti soltanto dai ricettori olfattivi (OR) situati nel naso, ma anche da altri tessuti, sui quali agiscono in forma di *chemiocettori* sensibili e selettivi capaci di influenzare una molteplicità *di processi fisiologici*. È stato rivelato che il *recettore olfattivo olfr78* si trova nel rene e assolve funzioni cruciali nella produzione di renina e nella regolazione della pressione sanguigna. Inoltre, l'OR51E2 blocca la crescita delle cellule tumorali prostatiche, mentre l'OR2AT4 favorisce il ripristino dei cheratinociti umani durante la guarigione delle ferite.

E sai una cosa? Il potere di un olio essenziale puro è sorprendente: non solo in virtù del suo profumo, ma anche per le sue proprietà terapeutiche se applicato sulla pelle e diluito con un olio vettore. *Un suggerimento*: prendi una piccola quantità di olio portante, aggiungi alcune gocce del tuo aroma preferito e massaggia la cute. Lascia che le molecole odorose interagiscano con i recettori olfattivi e... *scopri la magia che ne deriva!*

- Infine, gli oli essenziali sono imprescindibili alleati nel raggiungimento del benessere *corpo-mente*. Non soltanto sono oggigiorno oggetto di studio, produzione e interesse, ma consentono anche di sostituire i medicinali "sintetici" in virtù delle proprietà antisettiche, per lenire il dolore fisico, alleviare gli stati depressivi e rinvigorire una psiche messa a dura prova da un periodo "no".

Ora, riesco quasi a immaginare i pensieri che ti frullano per la testa: «*Mariavittoria*, sembra tutto molto interessante ma ho una domanda per te: come vengono estratti gli oli essenziali? Dal momento che sono prodotti reperibili in Natura, posso lavorarli io stesso, con le mie mani, oppure devo affidarmi ad aziende specializzate?».

La risposta è – rullo di tamburi – *dipende*. Dipende tanto dalla pianta impiegata per la produzione quanto dall'abilità e dalla competenza di chi si cimenta nella fase estrattiva. In linea generale, è necessario maturare una discreta conoscenza botanica per capire *dove sono situate le gocce pure* nella specie di nostro interesse. Dopo la fase di spremitura – si pensi, ad esempio, all'olio degli agrumi contenuto nella scorza del frutto – si passa alla fase di raccolta, alla separazione della componente acquosa e alla purificazione del liquido dai residui del processo di distillazione. Quest'ultima può essere effettuata con una molteplicità di tecniche: la distillazione a vapore è la più gettonata, seguono quella a secco o ad acqua. Non dimenticare, inoltre, che gli oli possono essere combinati e mescolati tra loro per realizzare miscele specifiche. Discuteremo di quest'aspetto nei prossimi capitoli. Continuando con la lettura, scoprirai infatti

come realizzare le tue essenze 100% green mediante un metodo di **distillazione a vapore**, aumentando l'efficacia e la sicurezza del prodotto
finale. La buona notizia? Non dovrai acquistare
costose apparecchiature per trasformare la tua
cucina o il tuo studio in un *laboratorio di benessere*.

Capitolo 2

La qualità degli oli essenziali: i consigli per trarre il massimo dalla tua esperienza di benessere

Partiamo dalla fine.

Se sei un habitué dell'aromaterapia e delle sue essenze naturali avrai senz'altro sentito parlare del **test CPTG™** e della sua conseguente certificazione. In caso contrario, permettimi di scrivere un breve *sunto* delle informazioni rilevanti: ti consentiranno di risparmiare tempo e denaro, *credimi!*

Innanzitutto, la purezza di un olio è il *fattore-chiave* nella produzione degli alleati aromaterapici. Com'è semplice immaginare, un lotto contaminato o ancora grezzo può compromettere l'efficacia dell'esperienza e deludere le aspettative dell'utilizzatore. Sebbene la genuinità dell'estratto sia imprescindibile – oggi più che mai – non tutte le aziende del settore aderiscono a standard di alta qualità; alcune cercano vie brevi per ridurre i costi a scapito della qualità del prodotto. Le scorciatoie sono molto frequenti e, purtroppo, anch'io mi sono imbattuta, in passato, in una valanga di distillati mediocri o, peggio ancora, contaminati già prima della loro effettiva commercializzazione.

Per assicurarti che gli oli essenziali siano genuinamente puri (senza contaminanti o additivi) e dire *bye bye* alle brutte sorprese in fase di post-utilizzo, alcune aziende di primo piano hanno stabilito degli standard di purezza assolutamente *rigorosi*. Mi riferisco, in primis, al processo CPTG™ summenzionato e all'analisi accurata di ogni lotto che si accompagna alla valutazione qualitativa del prodotto mediante alcuni test indipendenti. *L'obiettivo? Assicurare trasparenza e integrità ai consumatori.*

La domanda è lecita: com'è possibile soddisfare livelli di qualità *da 110 e Lode?* Per rispondere a questa domanda voglio parlarti dell'esempio di una grande *big* del settore. Mi riferisco a un'azienda *Made in USA*, che ha dato una svolta alla mia esperienza aromaterapica con le sue essenze pure e che impiega solo ed esclusivamente una tecnica di distillazione a vapore o di spremitura manuale della scorza. È bandita, quindi, l'estrazione industriale o chimica. *C'è di più*: le boccettine che aggiungi al tuo scaffale per garantirti un'esperienza rilassante, energizzante o riappacificante devono essere rigorosamente contrassegnate dalla dicitura *«olio essenziale a uso terapeutico»* CPTG (Grado di purezza certificato e testato).

Ben diverso è il caso dei prodotti misti o impuri definiti *olio di fragranza* o *estratto*. È altresì importantissimo che le piantine selezionate siano sottoposte al processo di lavorazione nel periodo appropriato, ovvero dopo aver raggiunto un livello di maturazione ottimale. Quando il terriccio fornisce ai fiori, agli arbusti e ai frutti il giusto mix di componenti chimici, allora anche la spremitura preserverà la ricchezza botanica del composto. I distillatori artigianali, seri ed esperti sanno riconoscere le condizioni di lavoro corrette per salvaguardare le *peculiarità terapeutiche* dell'olio essenziale.

Insomma, l'esperienza dell'aromaterapia e del riequilibrio olistico non contempla l'improvvisazione o la supponenza dei «non addetti ai lavori». Benché la fama degli estratti *green* sia in aumento – tanto più nel settore *beauty e cosmetico* – non dobbiamo dimenticare che gli oli hanno alle spalle studi, tecniche e un intrigante passato millenario, il cui bagaglio di conoscenze consente di massimizzare la resa della produzione indipendentemente dagli ultimi sviluppi tecnologici. A tal proposito non posso che citare la (brutta) esperienza avuta con dei flaconcini di lavanda e di limone acquistati in una farmacia locale. Ingolosita dal prezzo contenuto, sono tornata a casa per metterli a paragone con i miei prodotti *made in USA* e – *orrore!* – la loro qualità non era neppure lontanamente paragonabile a quella delle mie essenze. Tentai di riscaldare le corde vocali per cantare una canzone a cui sono particolarmente legata, ma l'aroma finto e *industriale* era tanto penetrante da impedirmi di concentrarmi e di godere della sessione aromaterapica. Inutile dire che le boccettine incriminate sono state prontamente lanciate nel *secchio della spazzatura!*

Insomma, mi piace pensare che le differenze tra oli essenziali artigianali e industriali siano le stesse che sussistono tra un Panettone impastato e farcito a mano e una variante preconfezionata acquistabile al supermercato. Certo, sulla carta abbiamo mangiato una fetta di Panettone in entrambi i casi, ma le due esperienze sono intrinsecamente *diverse* e credo che nessuno possa affermare il contrario, *non sei d'accordo anche tu?*

I test di laboratorio (e perché sono importanti)

I controlli a cui vengono sottoposti i lotti di oli essenziali sono rigorosi e imprescindibili. Perché? Be', essenzialmente per due motivi: **A)** le *aziende furbette* hanno la tendenza a diluire gli estratti o aggiungere fragranze sintetiche per acuirne l'aroma in maniera chimica. Inoltre, **B)** è importante che l'olio assicuri il corretto equilibrio dei suoi costituenti.

I test di laboratorio sono, dunque, *il fil rouge* dell'esperienza produttiva di elevata qualità.

In particolare:

- **La valutazione sensoriale** di un prodotto prevede l'esame della profumazione di un olio essenziale non contaminato. A proposito, lo sai che esistono degli esperti *con la E maiuscola* capaci di riconoscere un distillato puro da uno sintetico (ovvero contenente prodotti estranei) dall'odore, dalla consistenza e dal colore – ovvero dalle **proprietà organolettiche**? Altrettanto preziosi sono i test biochimici e fisici mediante cui risalire alla composizione delle molecole. Tra i tanti, i più comuni sono il calcolo del peso specifico, la rotazione ottica dell'olio e l'indice di rifrazione.

- **L'analisi chimica** permette di tratteggiare un quadro d'insieme delle caratteristiche <u>non osservabili a occhio nudo</u>. Al giorno d'oggi, due sono le strategie più gettonate: da un lato, la spettroscopia a infrarossi e, dall'altro, la gascromatografia-spettrometria. *Paroloni complicati a parte,* nei panni di consumatore devi assicurarti che l'etichetta metta bene in vista gli ingredienti e gli eventuali test a cui è stato sottoposto il composto. In caso contrario, correrai il rischio di farti trarre in inganno da una profumazione volutamente intensificata dall'aggiunta di prodotti sintetici.

A proposito di...

... Etichetta: facciamo chiarezza sulle normative attualmente in vigore

Sai una cosa? Negli ultimi anni ho maneggiato centinaia e centinaia di flaconcini. E mi sono resa conto di un leitmotiv assai comune: *trasparenza = qualità*. Se un prodotto è corredato da indicazioni fumose e poco chiare, con ogni probabilità l'azienda madre ha qualcosa da nascondere.

Nel dettaglio, presta attenzione ai seguenti fattori valutativi:

- Nome botanico della pianta estrattiva **in latino**. *È tempo di rispolverare le tue ancestrali conoscenze scolastiche!* Secondo l'Unione Europea non basta immettere in commercio un olio essenziale di Pompelmo, ad esempio. Le varietà, in botanica, rivestono un ruolo *molto molto importante*. Ad esempio, esiste un frutto dalle proprietà drenanti noto come *Citrus Paradisi* e uno più idoneo all'estrazione dell'olio essenziale che viene categorizzato col nome di *Citrus Grandi*. I piccoli dettagli fanno la differenza.

- **Parte della pianta** da cui è stata effettuata la distillazione. Non tutti sanno che, in alcuni

arbusti, a seconda della componente utilizzata, si ottengono oli con proprietà differenti.
È questo il caso dell'arancio amaro da cui stil-
lano tre aromi: *foglia, buccia e fiori*.

- **Paese di provenienza**. Ovviamente, anche
  l'origine geografica di un esemplare deter-
  mina in larga parte la qualità dell'essenza. Si
  pensi, ad esempio, alla ricercatezza del *Bergamotto di Calabria*.

- Enti relativi alla **certificazione biologica** di un
  olio essenziale. Questi ultimi appartengono a
  due macroaree: quelli *ufficiali* – che si sono
  guadagnati il riconoscimento degli organi go-
  vernativi e delle istituzioni pubbliche – e
  quelli *non ufficiali*, sorretti da organizzazioni
  private a loro volta controllati da organismi
  super-partes e indipendenti. In entrambi i
  casi, la valutazione non è mai fittizia o "ten-
  denziosa". Tuttavia, se vuoi essere sicuro al
  100% di non avere brutte sorprese puoi **A)** affidarti a prodotti iper-controllati oppure **B)**
  fare qualche ricerca sulle modalità di otteni-
  mento e i criteri delle suddette certificazioni.
  Quest'ultimo è uno iter più lungo e impegna-
  tivo, ma dopo i primi tentennamenti scoprirai
  che non è poi così difficile riconoscere *le*

aziende furbette dall'etichetta e dalla presentazione dei flaconcini.

- **Metodo di coltivazione** delle piante impiegate per l'estrazione. La coltura appartiene, generalmente, a quattro generi: **biodinamico, bio, convenzionale** o **selvatico**. Le differenze sono sostanziali per un occhio esperto. Ad esempio, la coltivazione biologica ha da tempo bandito l'uso di fertilizzanti e concimanti chimici, così come fitofarmaci e antiparassitari che danneggiano le proprietà intrinseche della pianta. Un appunto sulla coltura selvatica: benché quest'ultima possa sembrare, a primo acchito, la migliore in termini di qualità, è altresì innegabile che la raccolta a mano abbia un impatto negativo sulla Natura e sulla biodiversità. *Ma in fondo soltanto tu conosci quali sono i criteri di giudizio che reputi prioritari per te e per il Pianeta Terra. Scegli responsabilmente.*

- **INCI** (Nomenclatura Internazionale degli Ingredienti Cosmetici). Come in tutti i prodotti beauty dall'utilizzo topico, anche gli oli essenziali rispondono alla normativa INCI, secondo cui gli ingredienti vengono organizzati in <u>ordine di quantità decrescente</u>. Tutte le componenti con presenza <1% possono essere tralasciate. Di seguito trovi un elenco di **sostanze naturali**[1] *(composti organici aromatici)* nella loro definizione tecnica: "Benzyl Cinnamate, Benzyl Benzoate, Benzyl Alcohol, Benzyl Salicylate, Benzyl Cinnamate, Alpha-Isomethylionone, Anise Alcohol, Amylcinnamyl Alcohol, Amyl Cinnamal, Butylphenyl Methylpropiona, Cinnamyl Alcohol, Evernia Furfuracea Extract, Hydroxycitronellal, Citral Isoeugenol, Citronellol, Hexyl Cinnamal, Hydroxyisohexyl, 3-Cyclohexene Carboxaldehyd, Linalool, Limonene, Methyl 2-Octynoate, Geraniol, Coumarin, Eugenol, Evernia Prunastri Extract e Farnesol".

Post-Scriptum: non temere, non dovrai memorizzare queste astruse definizioni a memoria. Piuttosto, stampale o fotografale con il tuo smartphone così che tu possa fare shopping in tutta sicurezza anche nei negozi fisici della tua città!

---

[1] Per maggiori informazioni ti consiglio di leggere quest'articolo: https://farmaimpresa.com/it/oli-essenziali-destinazioni-d-uso-e-riferimenti-normativi/ sugli oli essenziali, le etichette, i metodi produttivi e le destinazioni d'uso.

Capitolo 3

È *tempo di fai-da-te!* La guida completa per preparare i tuoi oli essenziali *at home* passo dopo passo

Quando ho scoperto di poter miscelare i miei oli essenziali comodamente a casa per indossare il camice di una "piccola chimica" e creare essenze *ad hoc*, ho subito riadattato il mio salotto per trasformarlo in un laboratorio di distillazione. Con il tempo, ho messo a punto un procedimento *step by step* e ho combinato le informazioni reperite in *millemila* corsi e libri sull'argomento.

In questo capitolo non voglio nasconderti nulla né tantomeno trascurare i piccoli passaggi che fanno la differenza. *Tutt'altro!* Ti fornirò le preziosissime info di cui necessiti per metterti alla prova e affrontare i primi passi dell'esperienza distillatoria.

Curioso di saperne di più?

Che il nostro viaggio (profumatissimo) abbia inizio!

#1 – Le basi dei profumi

Realizzare una fragranza personalizzata è un'arte complessa, paragonabile al confezionamento di un vestito sartoriale che si adatta alla silhouette del cliente con precisione millimetrica. Il punto di partenza fondamentale è la definizione dell'**atmosfera** che intendiamo evocare con il nostro *aroma*.

Riflettici per un istante: le famiglie olfattive sono tante, e tutte ugualmente stuzzicanti per il nostro naso. Dalle sfaccettature aromatiche o agrumate, a quelle rese sensuali e irresistibili da un tocco speziato, oppure dalle note fruttate, cipriate o gourmand. Queste ultime – *lo giuro!* – si ispirano ai sapori e agli odori della *pasticceria francese*, con sentori di caramello, vaniglia e note di latte. Ovviamente, lavorando con gli oli essenziali dobbiamo limitarci alle essenze *green* estratte da prodotti non-raffinati, ma la scelta è tutt'altro che limitata. Se si ambisce a un profumo avvolgente o esotico, gli oli essenziali derivati da legnami o muschi sono l'ideale. Se, al contrario, si desidera una sensazione ariosa e vivace, gli agrumi e gli estratti floreali leggeri sono senz'altro la scelta vincente.

Una nota aggiuntiva: quando si desidera confezionare *profumi d'ambiente per interni*, il processo diventa leggermente più intuitivo. Una miscela di <u>oli di rosa, benzoino, palissandro e bergamotto</u> può creare un'essenza vivace e tonificante. Sebbene ci siano innumerevoli oli essenziali con cui sperimentare, è prudente iniziare la propria avventura concentrandosi sui principali, in modo tale da combinare piccole quantità alla volta. L'approccio in questione aiuta a familiarizzare con le caratteristiche uniche di ogni ingrediente di benessere, scoprire le combinazioni armoniose e identificare quelle meno compatibili tra di loro. Il viaggio che ti attende è una questione di... *naso!* Tentativo dopo tentativo allenerai il tuo fiuto per gli oli essenziali e capirai *come e quando* intervenire durante la preparazione per ottenere un risultato da mozzare il fiato!

#2 – La composizione degli oli essenziali: pillole di biochimica per migliorare la resa delle tue creazioni

DRIIIIIN!

Mio caro lettore, mia cara lettrice, permettimi di salire in cattedra per un solo istante. In questo paragrafo voglio condividere con te una manciata di (barbosissime, ma utilissime) *informazioni tecniche* di cui servirti per valutare la qualità degli oli essenziali nel medio-lungo periodo. Lo so, con ogni probabilità la chimica non rientra tra le tue passioni quotidiane, ma ti assicuro che una breve *summa* ti chiarirà le idee.

Come menzionato nei capitoli precedenti, gli oli essenziali sono *complessi amalgami di componenti chimici* formati da **ossigeno**, **idrogeno** e **carbone**. Questi ultimi sono categorizzati, per comodità, in idrocarburi – tra cui i terpeni – e nei composti arricchiti di ossigeno come gli esteri, le aldeidi, i chetoni, i fenoli e l'alcol. In alcuni casi, fanno la loro comparsa anche altri elementi: *acidi, nitrogeno e zolfo*.
Facciamo chiarezza.

Terpeni

I terpeni sono idrocarburi specifici. Sono costituiti dal *limonene*, un agente antivirale contenuto in elevate quantità negli oli agrumati, e il *pinene*, un prodotto antisettico che abbonda negli oli di pino e di trementina. Tra gli altri componenti dei terpeni cito il canfene, il cadinene, il cariofillene, il cedrene, il dipentene, il fellandrene, il terpinene, il sabinene e il mircene.

Negli ultimi anni, l'aromaterapia e la scienza che studia le proprietà degli oli essenziali si sono concentrate sulle peculiarità dei *sesquiterpeni* (come il camazulene e il farnesolo) che sono presenti nell'olio di camomilla e vantano delle spiccate capacità *antibatteriche e antinfiammatorie*.

Esteri

Gli esteri sono gli agenti più comuni nella composizione molecolare degli oli essenziali. Alcuni includono l'acetato di *linalile*, che si trova nel bergamotto e nella lavanda, e l'acetato di *geranile*, che abbonda nella maggiorana. Le loro **proprietà fungicide e sedative**, spesso accompagnate da un delizioso profumo *fruttato*, li rendono immediatamente riconoscibili in presenza di un naso ben allenato. Altri esteri rilevanti sono *l'acetato di bornile, l'acetato di eugenile e l'acetato di lavendulile.*

Aldeidi

Le aldeidi predominanti sono *il citrale, il citronellale e il nerale*, presenti nel limone, nella citronella e nella melissa. Il loro **effetto calmante** si combina alla preziosa proprietà antisettica. Altre aldeidi meritevoli di essere elencate per la loro diffusione via via crescente sono la benzaldeide, l'aldeide cinnamica e l'aldeide cuminica.

Chetoni

I chetoni – si sa – non godono di buona reputazione. Li si considera tossici, ma in realtà apportano anche una molteplicità di benefici all'equilibrio olistico del nostro organismo. È questo il caso dei chetoni contenuti nel *gelsomino* e *nell'olio di finocchio*. Generalmente aiutano a ridurre la congestione e sono spesso presenti in piante dalle **proprietà antisettiche**, come l'issopo. Altri chetoni sono la *canfora* e il *carvone* (sì, con la "v". *Non il carbone!*).

Alcol

Apprezzati per le loro **peculiarità disinfettanti e rivitalizzanti**, gli *alcoli* più diffusi includono: *linalolo, citronellolo e geraniolo*. Altri agenti meritevoli di essere citati sono: borneolo, mentolo, nerolo e terpineolo.

Fenoli

Ultimi, ma non per importanza, sono i fenoli: componenti conosciuti per le loro **proprietà battericide**. I più comuni sono *l'eugenolo, il timolo e il carvacrolo*. La lista dei fenoli include anche l'anetolo e la miristicina.

La domanda sorge, dunque, spontanea: quali sono le note odorose che si accompagnano a ciascun gruppo di molecole?

Ebbene, <u>in linea generale</u> – perché dopotutto, *lettore*, sarà un naso ben allenato a stabilire quali *mix & match* si compenetrano alla perfezione – gli esteri sono dolci e fruttati, come l'acetato di geranile dall'odore di rosa e l'acetato di benzile che ricorda il gelsomino.

Le aldeidi apportano tonalità variabili, benché siano generalmente calde, dolci e avvolgenti.

I fenoli hanno un profumo pungente e quasi medicamentoso. Si pensi all'eugenolo che richiama alla mente i chiodi di garofano.

Infine, gli alcoli sono freschi e leggeri. Il loro sentore floreale si sposa con quello denso e corposo degli esteri summenzionati.

Attenzione: le combinazioni di oli essenziali <u>non restano inalterate nel tempo</u>. Le *gocce di benessere* mescolate con le note che preferisci cambiano le loro proprietà a contatto con la pelle. Soltanto l'esperienza e il piacere della sperimentazione ti insegnerà a trarre il meglio dalla struttura molecolare di ogni boccettina *green*.

Dunque, dunque.

I profumi sono generalmente composti da tre note. *No, nulla a vedere con quelle della scala musicale!* Le note a cui mi riferisco sono quelle di **testa** (o superiori), quelle di **cuore** (di mezzo) e quelle di **fondo** (alla base). Le prime raggiungono l'olfatto in tempi record ma non hanno lunga durata sulla cute o nell'aria. Le seconde emergono allo svanire delle note di testa. Infine, le terze affiorano per ultime ma hanno una persistenza superiore, che ti consentirà di protrarre la seduta di aromaterapia per il tempo che desideri.

Cosa significa, questo?

Be', che nell'eventualità in cui volessi confezionare un profumo di oli essenziali 100% naturali (*handmade oppure estratti direttamente at home*) dovrai tenere conto delle proprietà dei gruppi molecolari suddetti.

Immaginiamo, quindi, di realizzare una profumazione dolce e avvolgente con alcune molecole facilmente reperibili sul mercato. La chiameremo... *Risveglio floreale!* Le note di testa dovranno essere fresche, vivaci e molto *primaverili* per tenere fede all'idea di partenza. Potremmo optare, dunque, per un'aldeide di lime o per un acetato di Amyl (estere) dall'aroma fruttato – che ricorda la dolcezza della banana. *Gnam!*

Il cuore del nostro profumo sarà poi coerente alle *vibes* degli oli precedenti. Ad esempio, *l'acetato di geranile* diffonde nell'aria o sulla pelle un penetrante odore di rosa, mentre il *linalolo* ricorda un prato fiorito tagliato in una domenica mattina soleggiata. Infine, l'esperienza aromaterapica potrà concludersi con un tono caldo e speziato, come quello diffuso dall'*eugenolo*. Ora che mi ci fai pensare, perché non sbizzarrirci con un retrogusto di brezza di *mentona* dal bouquet aromatico "pulito"?

Mio caro lettore, mia cara lettrice, come un pasto completo necessita di un *primo piatto* da leccarsi i baffi, di un *secondo* gustoso e di un *dessert* dolce e zuccherino per concludere in bellezza, così anche l'esperienza di miscela aromaterapica si fonda sul susseguirsi di ingredienti dalle **note complementari**. Un ingrediente di troppo – nella cucina come nella miscela degli oli – rischia di rovinare ~~il palato~~, *ops... intendevo dire, l'olfatto!*

Ma non aver paura di brancolare nel buio. La botanica è un'arte complessa e corredata da una storia millenaria. La seconda parte del manuale che stringi tra le mani sarà interamente dedicata alle proprietà delle piante aromatiche più versatili e comuni, e ti guiderà *step by step* nella definizione delle *rose odorose* che ami di più.

#3 – La cassetta degli attrezzi del bravo distillatore di oli essenziali

Inutile negarlo: la distillazione degli oli essenziali è un processo *super-affascinante*, che richiama alla memoria i misteriosi alambicchi degli alchimisti medioevali. Ad ogni modo, lo studio e la conoscenza delle piante possono essere coltivati anche all'interno delle quattro mura domestiche, senza il bisogno di sfogliare qualche antico *trattato polveroso*.

Di cosa avrai bisogno?

- Un **distillatore** o un **alambicco** da 5-12 litri. L'alambicco è uno strumento millenario – *risalente a oltre cinquemila anni fa!* Oggigiorno non lo si realizza più in terracotta, ma in acciaio inox o in rame. La sua struttura è costituita da un recipiente dalla forma tondeggiante in cui si raccoglie l'acqua. Sulla griglia (o *grataccio*) si sistemano invece le componenti erbose che si desidera distillare e dalle quali stilleranno le gocce di olio e *l'idrolato* – l'acqua mista agli scarti della distillazione vegetale. La parte superiore dell'alambicco viene chiusa da una *cucurbita*, che assolve una funzione importantissima: è un raccoglitore di vapore ed è ricco di principi volatili successivamente convogliati nel raffreddatore. Infine, il vapore subisce un processo di condensazione per tornare allo stato liquido passando attraverso una serpentina. In questo modo, il distillatore è in grado di suddividere lo strato di olio essenziale da quello (inferiore) di idrolato (lo scarto del processo di lavorazione). *Voilà!* Il procedimento ti consentirà di ottenere i tuoi oli essenziali *made at home* 100% naturali senza la necessità di investire in un piccolo laboratorio chimico dal costo follemente elevato.

- Fornellino a gas o elettrico per portare a ebollizione gli ingredienti *freschi freschi* di raccolta.

- Acqua.

- Le piantine aromatiche precedentemente pulite e selezionate. Si spazia dalla menta alla lavanda, passando per la santoreggia, il rosmarino, il timo e la salvia. Ti suggerisco di partire da un minimo di 2 chilogrammi di pianta fresca per ottenere almeno *10 millilitri* di olio essenziale.

#4 – Dalla teoria alla pratica

Sette sono gli step che ti separano dalla produzione di un olio essenziale *da 110 e Lode*, che non ha nulla da invidiare a quello acquistato presso i rivenditori accreditati.

Accorciati le maniche e comincia a sperimentare!

La ricetta che ho scelto di proporti per il tuo *«battesimo con gli oli essenziali»* è a base di **mentuccia** o *nepitella/nepetella*: con il suo aroma simile alla menta tradizionale, regola l'intestino, lenisce i dolori e preserva il benessere dell'organismo a 360 gradi. All'aspetto, le sue foglie dalla forma ovale hanno bordi leggermente dentellati. I suoi fiori, invece, assumono una vibrante *nuance violetto* in piena fase di maturazione (da giugno a ottobre).

Immaginiamo ora di aver raccolto le giuste dosi di mentuccia per estrarne un olio essenziale denso e profumato.

A proposito, nell'eventualità in cui volessi distillare altre piante aromatiche dovrai seguire lo stesso iter di lavorazione.

01 – Per cominciare, riempiamo d'acqua la base dell'alambicco. Il **rapporto** tra l'acqua e la pianta selezionata dev'essere di **1:3** *(una parte di foglie e rametti di mentuccia e tre d'acqua).*

02 – Prima di procedere, ripuliamo le foglie e tagliuzziamo i rametti. La preparazione della pianta varia a seconda della *varietà* selezionata. In linea generale, è consigliabile ottenere componenti di piccole dimensioni per facilitare il processo di distillazione.

03 - Dopo aver riempito la base dell'alambicco, chiudi l'apposito coperchio e procedi con il montaggio degli altri pezzi. Il tubo di collegamento – a propria volta connesso alla serpentina – crea un ponte tra l'alambicco (che verrà riscaldato con il fornello elettrico o a gas) e il sistema di raffreddamento. Quest'ultimo è un pentolino realizzato in rame o in acciaio inox all'interno del quale depositeremo l'acqua fredda. Lo sbalzo di temperatura permetterà di ottenere sia l'idrolato (ovvero l'acqua aromatizzata) sia una superficie di olio essenziale. Personalmente, da

qualche anno ho preso l'abitudine di raccogliere il frutto della distillazione all'interno di piccoli vasetti in vetro – *come quelli di marmellata e di confetture*. La trasparenza del contenitore mi permette di tenere d'occhio il quantitativo di olio essenziale che si deposita sulla superficie. Non ti sarà difficile riconoscerlo perché è più denso e scuro dell'idrolato. *Molto spesso, ricorda l'aceto balsamico per colore e consistenza!*

04 – Accendiamo il piano cottura e riscaldiamo l'alambicco fino a raggiungimento della temperatura di ebollizione dell'acqua. Dopo qualche minuto, il vapore formatosi all'interno della struttura in rame verrà espulso attraverso il tubicino collegato al sistema di raffreddamento, e arriverà fino alla serpentina.

05 – Per loro natura, gli oli essenziali sono più leggeri dell'acqua e galleggiano sulla sua superficie. Inoltre, come menzionato nelle pagine precedenti, i due composti sono *immiscibili*. Cosa significa, questo? Be', che potremo separarli con l'aiuto di un semplicissimo imbuto. Ti ricordo, infine, che l'olio essenziale *fresco fresco* di distillazione ha un odore generalmente pungente e spiacevole. Il motivo è da imputare al cosiddetto «periodo di maturazione» (10-14 giorni

circa) che gli permetterà di riposare e di rilasciare le sue proprietà benefiche.

06 – *ALT! Lettore, lettrice*, già ti vedo intento a buttare nel lavandino l'acqua aromatizzata. Ebbene, l'idrolato non è un composto di scarto. Nossignore. Può essere riutilizzato nei modi più disparati. Una mia cara amica mi raccontava di versarlo nel ferro da stiro per disinfettare e profumare i capi del guardaroba in modo *100% nature*. In alternativa, se sei alla ricerca di un tonico beauty per il viso, detergi le aree secche con qualche goccia rigenerante. Infine, l'idrolato assicura una spiccata proprietà antisettica, ideale per rimettere in sesto le piantine del nostro giardino o del nostro balcone – *soprattutto nei periodi di afa e di ingiallimento delle foglie!*

07 – *Missione completata!* Abbiamo ottenuto in meno di venti minuti un olio essenziale di mentuccia con il metodo della distillazione a vapore. Dopo aver separato l'acqua vegetale aromatica dall'olio della pianta, versa quest'ultimo all'interno di un flacone da 10-30 millilitri di *vetro scuro (blu o verde bottiglia)*. Quello che ti ho appena fornito è un importantissimo consiglio di **conservazione**: le superfici non riflettenti dei flaconcini ti consentiranno di preservare la

struttura molecolare dell'olio dall'ossigeno e dall'esposizione diretta alla luce del sole. Inoltre, procurati boccettine dotate di comoda *pipetta*. Gli oli essenziali sono potentissimi e vanno usati con moderazione: 3-4 gocce sono più che sufficienti per esperirne tutti i benefici sulla pelle o nell'aria.

Voilà!

Non ti resta altro da fare che ripulire i residui dell'alambicco, svuotare l'acqua rimanente e risciacquare nel lavandino della tua cucina o del tuo giardino – *ma aspetta che il rame si sia raffreddato prima di maneggiarlo!*

Dopo aver imbottigliato le tue *gocce di benessere*, perchè non... *impari a usarle anche nella maniera corretta?*

Capitolo 4

Un *vademecum* completo sul metodo d'uso degli oli essenziali

La tua personalissima selezione di oli essenziali è lì, davanti a te: hai acquistato gli aromi che prediligi sui siti ufficiali dei tuoi marchi preferiti, oppure li hai realizzati at home, nel tuo laboratorio domestico, con il metodo della distillazione a vapore. Indipendentemente dalle loro proprietà, è tempo di... *metterli alla prova!*

Prima di proseguire voglio ricondurre la tua attenzione su un aspetto che mi sta particolarmente a cuore: in questi anni sono stata sommersa da articoli di blog e post sui social network straripanti di *fake news* sull'aromaterapia e sugli usi delle gocce di benessere. Di conseguenza ti consiglio di leggere queste pagine con attenzione, in modo tale da evitare scivoloni (e spiacevoli controindicazioni) durante le tue profumatissime sedute *rilassanti o energizzanti.*

Fermo restando che, se effettuate nella maniera corretta, tutte le applicazioni sono sicure, esistono alcune strategie aromaterapiche **di base**, consigliate a quanti hanno una mediocre conoscenza botanica e poca esperienza nell'utilizzo dei flaconcini *green*. In questo capitolo voglio concentrarmi sui metodi più gettonati, quelli di cui potrai fare uso oggi stesso per testare i benefici dell'aromaterapia in prima persona.

Applicazione Topica

È il metodo *semplice e intuitivo* per antonomasia. Dal momento che gli oli sono **liposolubili**, infatti, penetrano nella pelle con facilità e rilasciano tutto il loro *potere terapico* in un'area localizzata. L'applicazione topica non dev'essere esclusivamente pura. Personalmente faccio uso di un comunissimo olio da massaggio leggero e privo di profumazioni invasive per lenire la cute e *aumentare il flusso sanguigno* prima dell'uso delle gocce green. Molti preferiscono affidarsi a un **olio vettore** – come l'olio di mandorle o l'olio di jojoba – che aumenta l'assorbimento nell'eventualità in cui soffrissi di pelle screpolata o secca.

È buona norma diluire tutti gli oli essenziali durante il loro primo utilizzo per scongiurare il manifestarsi di irritazioni o di arrossamenti. Il consiglio è valido tanto più sulle cuti sensibili (come quelle dei bambini). Il rapporto consigliato è di <u>una goccia di olio essenziale ogni tre gocce di olio vettore</u>.

Un ultimo suggerimento *da 110 e Lode:* non commettere l'errore di effettuare una sola applicazione topica durante la giornata. Per aumentare i benefici dell'olio e goderne da mattina a sera, inizia con un paio di goccine preparatorie e ripeti l'idratazione ogni 4-5 ore circa (a seconda dei tuoi impegni, ovviamente). Dal momento che ognuno di noi è unico e reagisce ai principi green in maniera *sui generis*, è bene ricordare che la dose complessiva *può e deve* variare a seconda di alcuni fattori: <u>età, stato di salute, dimensioni dell'area cutanea e abitudini.</u>

Dulcis in fundo, ricorda che:

- Puoi aggiungere le tue gocce green a un bagno rigenerante dopo un'estenuante giornata di lavoro. *Mi ringrazierai, davvero!* Trasformerai l'atmosfera della tua casa in una Spa a cinque stelle. Ad ogni modo, ti ricordo che gli oli essenziali puri non possono essere aggiunti direttamente nell'acqua della vasca perché non sono solubili. Miscelali con degli oli naturali o con dei sali neutri e 100% green. Io prediligo il **sale rosa dell'Himalaya**, ma anche quello integrale è più che sufficiente per ottenere un effetto tonificante e, al contempo, rilassante. In alternativa, se hai l'impressione che la tua cute sia <u>irritata e screpolata</u> – soprattutto nei mesi invernali, quando la pelle viene coperta da strati e strati di tessuti non traspiranti – opta per l'olio vettore di **mandorle dolci**, di **jojoba** o di **cocco**. Per un tocco di dolcezza extra, miscela la tua essenza preferita al **latte** o al **miele**. Ti consiglio di usare un minimo di *8* e un massimo di *20 gocce* per singola seduta. Per un bagno rilassante, la mia *top three* prevede l'olio di sandalo, di geranio e di cipresso. Per un'esperienza rinfrescante e rigenerante, magari in un'afosa giornata estiva, prediligi piuttosto la salvia, la menta o il rosmarino. Anche il limone è un alleato di benessere *con la A maiuscola.*

- Utilizza gli oli essenziali per un **impacco rigenerante**. Immergi un asciugamano o un panno in acqua tiepida e aggiungi qualche goccia sulla zona desiderata prima di detensionare la pelle e nutrirla in profondità.

- Infine, non dimenticare di usare le essenze che ami di più in combinazione con le creme o le lozioni idratanti della tua beauty routine a prova di brufoli, rughe e occhiaie indesiderate. La consulente Pietra Pistoletto ha rivelato alla redazione di Marie Claire che: "Sì, gli oli essenziali si possono aggiungere alle creme, ma devono essere <u>a base oleosa o burrosa</u> per fare da protezione alla pelle e veicolo per il corpo. Gli oli essenziali sono moltissimi ma posso fare qualche esempio di quelli che con sicurezza possono essere uniti alle creme: 1 oppure 2 gocce di olio essenziale di *melaleuca* o di *legno di cedro* o di *lavanda* o di *incenso* in una noce di crema. Ci sono molti oli essenziali, invece, che non vanno applicati sulla pelle se ci si espone al sole perché fotosensibili come, per esempio, il *bergamotto, il lemon, il lime e l'arancia dolce*". Ricorda, inoltre, di evitare le aree del viso più sensibili: contorno occhi, interno delle orecchie e zone cutanee ferite o lesionate.

Applicazione Aromatica

La magia dell'aromaterapia risiede nel potere, a lungo sopito, del nostro *olfatto*. In quanto *animali* evolutisi nel corso dei millenni, noi esseri umani siamo in grado di sentire le qualità di un ambiente circostante dai profumi e dagli odori che lo pervadono. Senza dilungarci in lunghe e labirintiche teorie evoluzionistiche, ti basti sapere che l'aromaterapia non è altro che un **risveglio percettivo** ad opera del nostro naso. I suoi benefici interessano la mente e il corpo in egual misura e hanno un impatto significativo sul controllo delle emozioni e sul potenziamento della memoria a lungo termine (entrambi correlati al senso dell'olfatto, per l'appunto). Ti domando: ti è mai capitato di salire in metropolitana o di passeggiare tra le vie del centro, ed essere raggiunto da un profumo o da un aroma che... magicamente, ha permesso a un ricordo d'infanzia di riaffiorare in superficie? A me sì, e credo che la memoria olfattiva sia un *dono* da non trascurare.

I metodi aromaterapici si suddividono in quattro tipologie, che ti consiglio di approfondire a seconda delle tue preferenze:

- **Diffusione a freddo**. Le fonti di calore «bruciano» le proprietà terapeutiche degli oli essenziali e rischiano di vanificare la tua seduta di benessere. Personalmente ti consiglio di usare <u>un massimo di 4 gocce</u> per una camera da letto di dimensioni standard e circa <u>10</u> per il salotto e la zona living. Se non hai un diffusore in casa, versa alcune gocce sui palmi delle mani, strofina per qualche secondo e inala.

- **Inalazione diretta**. È il metodo più semplice e intuitivo, nonché uno di quelli che ho usato durante i primi mesi di aromaterapia. L'inalazione avviene direttamente dalla boccettina, oppure sulle mani chiuse intorno alla bocca e al naso. Ti renderai conto che le essenze energizzanti o rilassanti avranno un effetto straordinariamente rapido sul tuo umore. Per questo motivo, perché non prendi la (sana) abitudine di portare sempre con te un flaconcino di olio essenziale da odorare in ufficio o nei momenti di stress più intenso? La mia combinazione preferita è la seguente: *2 gocce di olio di limone + 2 gocce di olio di arancio. Oppure: 2 gocce di olio di legno di cedro + 2 gocce di olio di chiodi di garofano.*

- **Acqua di colonia & profumi rigeneranti**. Nel capitolo precedente ti ho spiegato qual è la suddivisione concettuale dei profumi in note superiori, di mezzo e inferiori. Di conseguenza, puoi aggiungere 1 o 2 gocce di olio essenziale complementare al tuo profumo preferito per un aroma benefico e persistente durante la giornata. Nel periodo in cui la mia insoddisfazione lavorativa mi aveva messo a dura prova, mi servivo di una spruzzatina di olio essenziale di lavanda o di pino mugo per un alleato detensionante d'eccellenza.

- **Ventilazione**. L'ultimo metodo è poco conosciuto, ma non per questo meno interessante. Lo consiglio, in particolare, in occasione delle calde giornate d'estate o di primavera. Versa un massimo di 3 gocce di olio essenziale su un batuffolo di cotone e legalo a un ventilatore con piantana o a un qualsiasi condizionatore ad aria. Per un tocco di relax e di benessere extra, porta con te l'occorrente per usare la strategia della ventilazione anche in auto. *I tuoi viaggi da Nord a Sud dello Stivale saranno ancor più profumati grazie al*

*potere scaccia-negatività delle essenze natu-
rali!*

Attenzione: gli oli essenziali devono <u>sempre</u> essere diluiti a contatto con la cute.

Come diluire gli oli essenziali?

La **diluizione di un olio essenziale** è un must nei casi di applicazione topica: ci assicura che l'essenza venga assorbita dal nostro derma senza controindicazioni, nonché in modo graduale. In aggiunta, l'impiego di un olio vettore permette di ridurre il numero di gocce di olio essenziale senza intaccarne l'efficienza sulla pelle.

Qui sotto trovi un elenco esemplificativo della corretta diluizione delle essenze più diffuse. Ho inserito anche commenti a margine e annotazioni personali trascritte direttamente dalle pagine del mio taccuino. Mi auguro siano d'aiuto! Prima di cominciare, ti ricordo che la dicitura «puro» si riferisce a un olio essenziale da utilizzare <u>con una diluizione minima</u>.

I rapporti (es: 1:1) si riferiscono al numero di gocce dell'essenza e a quelle di olio vettore (come l'olio vegetale). Nel caso di una proporzione 1:2, il primo numero si riferisce sempre all'olio essenziale.

Infine, l'espressione fotosensibilizzante (12 o 72 ore) ti invita a evitare l'esposizione diretta alla luce del sole dopo 12 o 72 ore dall'applicazione topica (cutanea) del prodotto.

Per i bambini piccoli si possono usare i fiori, l'incenso, la mirra diluiti ma meglio usare gli altri olii in diffusione.

Abete *[Rilassante e dall'aroma di foresta]*

Adulti: Puro

Bambini: 1:1

Gravidanza: 1:2

Arancio *[Elevante e agrumato]*

Adulti, bambini e gravidanza: Puro

Fotosensibilizzazione: 12 ore

Basilico *[Rinfrescante ed energizzante]*

Adulti: Puro

Bambini: 1:1

Gravidanza: Non consigliato (X)

Bergamotto

Adulti, bambini e gravidanza: 1:3

Fotosensibilizzazione: Non consigliato (X)

Cannella

Adulti: 1:3

Bambini e gravidanza: Non consigliato (X)

Cassia

Adulti: 1:4

Bambini e gravidanza: Non consigliato (X)

Chiodi di Garofano

Adulti: 1:1

Bambini: 1:4

Gravidanza: Non consigliato (X)

Cipresso

Adulti: Puro

Bambini: Puro

Gravidanza: Non consigliato (X)

Citronella

Adulti: Puro

Bambini: 1:1

Gravidanza: 1:1

Coriandolo *[Speziato e terroso]*

Adulti: Puro

Bambini: Puro

Gravidanza: Puro

Eucalipto *[Pulito e rinfrescante sulla pelle, ideale contro il mal di gola e la congestione nasale]*

Adulti: Puro

Bambini: 1:1

Gravidanza: Puro

Finocchio

Adulti: Puro

Bambini: 1:1

Gravidanza: Non consigliato (X)

Geranio

Adulti: Puro

Bambini: 1:1

Gravidanza: Puro

Incenso *[Meditativo, da provare con i massaggi dopo l'applicazione localizzata]*

Adulti: Puro

Bambini: Puro

Gravidanza: Puro

Lavanda vera

Adulti: Puro

Bambini: Puro

Gravidanza: Puro

Legno di cedro

Adulti: Puro

Bambini: 1:2

Gravidanza: Non consigliato (X)

Limone

Adulti, bambini e gravidanza: Puro

Fotosensibilizzazione: 12 ore

Maggiorana

Adulti: Puro

Bambini: 1:1

Gravidanza: Non consigliato (X)

Melaleuca *[Purificante e dall'aroma pungente, usare pochissime gocce di composto puro]*

Adulti: Puro

Bambini: Puro

Gravidanza: Puro

Menta piperita

Adulti: Puro

Bambini: 1:1

Gravidanza: Non consigliato (X)

Mirra

Adulti: Puro

Bambini: Puro

Gravidanza: Non consigliato (X)

Origano *[Molto potente e speziato, da usare con cura]*

Adulti e bambini: 1:3

Gravidanza: Non consigliato (X)

Patchouli *[Speziato, terroso e sensuale. Ideale per inventare dei profumi persistenti]*

Adulti: Puro

Bambini: Puro

Gravidanza: Puro

Pompelmo

Adulti: Puro

Bambini: Puro

Gravidanza: Puro

Rosmarino

Adulti: Puro

Bambini: 1:1

Gravidanza: Non consigliato (X)

Salvia Sclarea

Adulti: Puro

Bambini: Puro

Gravidanza: Non consigliato (X)

Sandalo

Adulti: Puro

Bambini: Puro

Gravidanza: Puro

Timo

Adulti: 1:4

Bambini e gravidanza: Non consigliato (X)

Vetiver *[Calmante, da non usare in combinazione con la lavanda]*

Adulti: Puro

Bambini: Puro

Gravidanza: Non consigliato (X)

YlangYlang *[Dai toni energizzanti e floreali]*

Adulti: Puro

Bambini: Puro

Gravidanza: Puro

Zenzero [Speziato e riscaldante]

Adulti: 1:1 con fotosensibilizzazione di 12 ore

Bambini: 1:2 con fotosensibilizzazione di 12 ore

Gravidanza: 1:3 con fotosensibilizzazione di 12 ore

Oli essenziali, aromaterapia e Ayurveda

Oli essenziali & emozioni: un binomio vincente. Non lo dico io, ma la scienza. Per citare i professionisti di settore, e in particolar modo la consulente Pietra Pistoletto: "[gli estratti] agiscono a livello emozionale mentre vengono inalati, momento in cui le loro molecole aromatiche attraverso il **nervo olfattivo**, che si trova nella cavità nasale, vengono trasmesse al **sistema limbico** e arrivano fino al cervello creando interazioni con il **sistema nervoso, immunitario ed endocrino**. In base alla specificità chimica, la molecola aromatica può aumentare, ridurre o equilibrare i processi fisiologici e psichici dell'individuo. Agiscono, invece, a livello fisico perché grazie alle loro particelle microscopiche oleose vengono assorbiti molto velocemente dall'epidermide fino ad arrivare nelle nostre cellule e in circolo in tutto il nostro corpo". I vantaggi sono molteplici, e ne abbiamo ampiamente discusso nel vocabolario degli oli essenziali, al capitolo 5 del libro che stringi tra le mani. Eppure, ho volontariamente trascurato un aspetto importantissimo. Sin dall'antichità, infatti, i nostri antenati hanno trasformato questo concetto nel fulcro della ricerca scientifica, medica e filosofica. Di cosa sto parlando? Dell'*equilibrio interiore*. Ne parlava già Sant'Agostino a proposito dell'"equilibrio delle parti" che consente di superare il caos e di ristabilire l'armonia tra le singole componenti organiche. In altri termini, non è sufficiente utilizzare localmente una sola essenza green per liberare tutto il potere dell'aromaterapia. Gli oli essenziali devono piuttosto cooperare tra di loro per integrarsi a quel sistema complesso che prende il nome di corpo umano. Per riuscire nell'intento, le molecole e le strutture biochimiche hanno il compito di intrecciarsi in una fitta rete di interscambi proficui per la salute del *soma* (la parte materiale) e della *psiche* (quella spirituale). L'esperienza di **guarigione energetica** è particolarmente sentita nella filosofia dell'Ayurveda: originaria dell'India e risalente al III millennio avanti Cristo, la pratica suddetta si prefigge lo scopo di riportare l'armonia tra i canali energetici e i *dosha*. La parola *dosha* significa letteralmente *"le cose che si combinano tra di loro"* e si riferisce a sistemi di forme che racchiudono, al loro interno, uno slancio vitale. Quando i *dosha* sono disordinati e sorretti dalle leggi del caos, allora abbiamo l'impressione che la nostra vita sia insoddisfacente e lontana dai *piccoli-grandi obiettivi* che ci siamo prefissati.

«Sono sottotono!» - confidiamo a una cara amica.

«Ho l'impressione che ogni cosa vada a rotoli in questo periodo!» - ci ripetiamo di fronte allo specchio.

«Corro corro, e sono sempre al punto di partenza! Mi sento come un criceto impazzito costretto a girare la ruota!» - pensiamo al termine di un'altra inconcludente giornata di lavoro.

Perché?

Be', perché la felicità è una questione di equilibrio. Quando tutti i nostri canali energetici – dalla componente razionale a quella istintuale, dal benessere fisico alla salute mentale, dal rapporto con noi stessi alle relazioni con gli altri –

saranno perfettamente bilanciati, allora anche noi ci sentiremo finalmente *centrati*.

L'ayurveda è proprio questo: un percorso di **ribilanciamento** che ci porta a fare i conti con i *problemucci* quotidiani che ci ostiniamo a nascondere sotto il tappeto, magari perché non abbiamo forza, tempo ed energie per prenderci cura di noi stessi. Con il passare del tempo ci convinciamo che «non valga la pena rincorrere l'idea del benessere a 360 gradi» e ci abituiamo alla lamentela facile, alla frustrazione e all'egoismo. *Vorremmo fare di più, ma siamo come paralizzati.*

Il dosha ci ricorda, piuttosto, che la vita è sinonimo di **dinamismo e movimento**. E gli oli essenziali, con le loro proprietà benefiche e le piccole sacche energetiche in essi contenute – hanno il vantaggio di trasformarsi in una terapia non soltanto naturale, ma anche 100% personalizzata. Magari hai bisogno di una seduta rilassante, oppure di un massaggio rigenerante e riattivante. Come i mattoncini *LEGO* permettono di costruire dei piccoli capolavori di *ingegneria infantile*, così anche le essenze erboristiche sono uno strumento di personalizzazione da utilizzare a piacimento. Gli oli hanno effetti molto potenti in virtù della loro **biodisponibilità**: penetrano nel tessuto connettivo e si diffondono con il respiro dai polmoni all'intestino. Le molecole vengono trasportate dal *flusso ematico* e liberano i principi attivi in punti specifici e localizzati. Lo slancio energetico degli oli essenziali ti aiuterà a liberarti dalle vecchie abitudini, superare serenamente i momenti bui, affrontare una gravidanza e ristabilire l'equilibrio psicofisico di cui necessiti per vivere la vita con forza ed energia.

Come menzionato, la filosofia ayurvedica si fonda sulla compenetrazione di tre *dosha*: **Vata**, **Pitta e Kapha**.

- **Vata** si riequilibra con l'impiego di essenze nutrienti, ristabilizzanti e calmanti, come quella di sandalo, di basilico o di rosa.
- **Pitta** permette di tenere a bada il fuoco sia fisico (le infiammazioni) sia mentale (la rabbia e la frustrazione). Puoi utilizzare gli oli essenziali di lavanda, di menta e di finocchio.
- Infine, **Kapha** allude alle fonti energetiche botaniche di natura stimolante e riscaldante, come quelle di basilico, di pino, di salvia e di cedro.

Esercizio dei tre *dosha* con gli oli essenziali

È tempo di passare dalla teoria alla pratica! Quello che ti consiglio in questa sede è un esercizio 100% ristabilizzante da effettuare con l'ausilio degli oli essenziali.

L'occorrente: un olio vettore (il mio preferito è quello di mandorle) e un olio essenziale di limone, di eucalipto e di lavanda della linea che prediligi.

Preparazione dell'olio per il massaggio: per il Vata (aria e spazio) mescola 5 gocce di olio essenziale di lavanda a 30 millilitri di olio vettore. L'essenza in questione ti permetterà di rilassare il corpo e la mente, contrapponendosi positivamente alla natura fredda e volatile del dosha Vata. Per Pitta (fuoco e acqua) serviti di 5 gocce di olio essenziale di limone da mescolare a 30 millilitri di olio vettore. Il limone ti assicurerà un effetto rinfrescante e rigenerante, che si combina alla natura calda e fiammeggiante di Pitta. Infine, per Kapha (terra e acqua), affidati a 5 gocce di eucalipto in 30 millilitri di olio vettore. L'essenza in questione ha uno spiccato potere rinvigorente, che controbilancia la natura pesante e lenta del dosha.

Applicazione: inumidisci i palmi delle mani con una modesta quantità di olio e lascia agire su pulsi, fronte, tempie e area cervicale. In alternativa, puoi affidarti al massaggio completo *Abhyanga*, servendoti di un olio corrispondente al *dosha* che credi di dover riequilibrare. Se non sai da dove partire ti suggerisco di affidarti a un apposito questionario online, come quello di Rasayana o del giornale ayurvedico.

Fase meditativa conclusiva: dopo aver applicato l'olio su tutto il corpo, assumi una posizione confortevole e respira profondamente per cinque minuti, concentrandoti sull'aroma che penetra nella pelle e stuzzica le narici. Tornerai agli impegni della routine quotidiana con una rinnovata concentrazione e predisposizione mentale, *te lo assicuro!*

Capitolo 5

Informazioni dettagliate sugli oli essenziali

Mio caro lettore, mia cara lettrice, hai acquisito tutte le informazioni necessarie per rilassarti e rinvigorirti con l'aiuto delle essenze *nature*. In questo capitolo ho redatto una piccola enciclopedia, di facile consultazione, incentrata sui benefici, i trattamenti erboristici, le caratteristiche e l'uso aromaterapico degli oli essenziali protagonisti delle miscele dell'azienda *Made in USA*.

L'alfabeto degli estratti puri

A per Abete (Abies Alba)

Famiglia: Pinacee

Descrizione: un olio estratto dai ramoscelli e dagli aghi della pianta mediante distillazione a vapore. Il suo profumo terroso e rinfrescante richiama alla memoria il verde di una foresta.

Benefici: l'olio essenziale di abete allevia i dolori muscolari e i reumatismi, ma è anche un potente decongestionante. Inoltre, previene e cura le infezioni (antisettico).

Caratteristiche: ha un colore giallo pallido e una consistenza sottile, con note profumate medie (di cuore).

Aromaterapia e applicazioni: il suo impatto rilassante e calmante lo rende indicato nell'applicazione "volatile". Personalmente, lo uso con successo prima di coricarmi e spesso ne disperdo due gocce sulla federa del cuscino per liberare i bronchi e purificare le vie respiratorie durante la notte.

B per Basilico (Ocimum basilicum)

Famiglia: Lamiaceae

Descrizione: il basilico è una piantina tenera dalla produzione annuale, le cui foglie di colore verde smeraldo emettono un inebriante profumo aromatico.

Benefici: migliora la circolazione sanguigna ed è usato, da millenni, per lenire i disturbi di reni e di stomaco. Inoltre, è un toccasana per quanto soffrono di irritazioni cutanee.

Caratteristiche: incolore, fresco e dalle note balsamiche. Si sposa alla perfezione con la salvia, il bergamotto, il lime o la citronella.

Aromaterapia e applicazioni: l'applicazione topica consente di eliminare il bruciore e il rossore provocato dalla puntura di insetti. Inoltre, libera i bronchi e aiuta a combattere i sintomi di affaticamento, di insonnia, di emicrania e di ansia generalizzata. Ovviamente lo si usa anche in cucina e in moltissimi piatti della tradizione tricolore.

C per Cipresso (Cupressus)

Famiglia: Cupressaceae

Descrizione: il cipresso è un albero sempreverde che raggiunge i 30 metri d'altezza. Presenta foglie sottili e appuntite di colore verde scuro e si riconosce per la produzione di pigne di piccole dimensioni. Il tronco è di solito dritto e presenta una corteccia di colore grigio-bruno.

Benefici: è noto per le sue proprietà *astringenti e diuretiche*. Può aiutare a ridurre le vene varicose e l'edema. È anche utilizzato per alleviare la tosse e i problemi respiratori, e ha proprietà calmanti e rilassanti sul sistema nervoso.

Caratteristiche: l'olio essenziale di cipresso ha una consistenza leggera e una tonalità chiara (giallo paglierino). Si distingue per il suo aroma fresco, legnoso e leggermente speziato. Si abbina bene con oli come la lavanda, il rosmarino, il bergamotto e il sandalo.

Aromaterapia e applicazioni: il cipresso è spesso utilizzato in prodotti per la cura della pelle in virtù delle sue proprietà tonificanti e astringenti. Può anche essere trovato in miscele per l'aromaterapia che calmano e rilassare. Infine, lo si usa per massaggi, bagni e inalazioni.

E per Eucalipto (Eucalyptus globulus)

Famiglia: Mirtacee

Descrizione: l'eucalipto è un albero sempreverde che raggiunge i 90 metri di altezza. Le sue foglie sono ovali e tendenti alle *nuances* bluastre, mentre negli alberi più maturi assumono una

nuance generalmente giallognola. I fiori dell'eucalipto sono color crema, mentre la corteccia
della pianta è liscia, grigiastra e spesso ricoperta
da una sottile polverina bianca. In natura esistono oltre 700 specie di eucalipto, motivo per
cui le sue proprietà sono ricercatissime in ambito aromaterapico.

Benefici: l'olio essenziale di eucalipto è un toccasana per le ustioni, gli herpes, le punture di
insetti e le piccole ferite della cute. In aggiunta,
è l'asso nella manica degli sportivi che devono
curare una distorsione in tempi record. Se massaggiato sul torace è un rimedio green contro la
tosse, le infezioni della gola e la sinusite. Infine,
ha effetti benefici anche nel trattamento delle
nevralgie e della debolezza.

Caratteristiche: l'olio essenziale di eucalipto è
incolore, benché tenda al giallo-paglierino in
caso di invecchiamento. Il suo aroma è legnoso
e dolciastro. L'essenza si ottiene generalmente
per distillazione a vapore delle foglie freschissime, spesso mescolate anche a frammenti di rametti essiccati.

Aromaterapia e applicazioni: l'olio è utilizzato
nella preparazione di creme, lozioni e unguenti.

Nell'eventualità in cui intendessi sbizzarrirti nella produzione *at home*, ricorda che l'acqua aromatizzata è un must per la dissenteria batterica e per le articolazioni doloranti.

F per Finocchio (*Foeniculum vulgare*)

Famiglia: Apiaceae (Ombrellifere)

Descrizione: il finocchio è una pianta perenne o biennale che raggiunge un'altezza massima di 2 metri. Le sue foglie dorate favoriscono l'estrazione di un'essenza densa e corposa. Le coltivazioni italiane sono numerose, motivo per cui la distillazione a vapore casalinga è una scelta estremamente gettonata. L'olio essenziale di finocchio (dolce) si ottiene dai semi schiacciati, mentre la variante amara prevede la cottura della pianta intera.

Benefici: il finocchio è una pianta medicinale impiegata, da millenni, contro le infezioni della milza, della cistifellea e del fegato. Inoltre, le sue proprietà *estrogeniche* aumentano la produzione di latte nelle madri in allattamento. La pianta in questione ha un impatto benefico sulla pelle grassa, sui reumatismi, sulle coliche e sulla costipazione. Inoltre, cura la bronchite e l'asma (anche nei più piccoli).

Caratteristiche: l'olio essenziale di finocchio dolce è l'unico a poter essere applicato localmente, sulla cute. L'estratto amaro, benché presenti proprietà mediche più accentuate, dev'essere usato con moderazione, possibilmente sotto consiglio medico, e mai sulla pelle. Le sue note pepate e terrose si combinano alla perfezione con la lavanda, la rosa, l'anice e il legno di sandalo.

Aromaterapia e applicazioni: il finocchio viene utilizzato di frequente nella farmacologia *green* in forma di pastiglie per la tosse o prodotti lassativi. Inutile ribadire che la pianta summenzionata risulta essere un *ingrediente-protagonista* nella cucina mediterranea. Lo si usa anche nella produzione di bevande alcoliche, tra cui liquori e molteplici tipologie di brandy.

G per Gelsomino (Jasminum officinale)

Famiglia: Oleaceae

Descrizione: il gelsomino è una pianta sempreverde che raggiunge l'altezza massima di 10 metri. Le sue foglie verde smeraldo si combinano alla purezza dei fiori bianchi, eleganti e profumati, dalla forma di stella.

Benefici: il gelsomino è un analgesico, un antidepressivo, un antinfiammatorio dalla discreta potenza e un afrodisiaco che ti consentirà di viaggiare con la fantasia. Le note calmanti lo rendono ideale per una seduta di relax.

Caratteristiche: l'olio essenziale puro ha un colore marrone-arancione e una consistenza viscosa. Il suo profumo floreale si combina ad alcune note speziate, che ricordano il thè. Puoi combinarlo con la salvia, il sandalo e la rosa, oppure con gli oli essenziali di agrumi. Il gelsomino è un jolly versatile, imprescindibile se ami l'aromaterapia e i benefici delle piante.

Aromaterapia e applicazioni: utilizzalo sulla pelle sensibile e irritata, oppure per lenire il dolore provocato dai crampi e dalle distorsioni muscolari. Per quanto concerne l'apparato respiratorio, l'essenza di gelsomino lenisce i fastidi della tosse, del catarro e della laringite. Dulcis in fundo, il suo aroma speziato e dalle note floreali mette K.O. anche la frigidità femminile, risvegliando la passione sotto le coperte.

I per Incenso (*Plectranthus coleoides*)

Famiglia: Burseraceae

Descrizione: l'incenso proviene dalla resina degli alberi del genere Boswellia, specialmente la *Boswellia sacra*. Questi alberi, che crescono principalmente nelle regioni aride dell'Africa e del Medio Oriente, producono una resina gommosa che, una volta essiccata, può essere distillata per produrre l'olio essenziale.

Benefici: è famoso per le sue proprietà antinfiammatorie e cicatrizzanti. Viene spesso impiegato per ridurre la comparsa di rughe e macchie sulla pelle. Assolve un effetto calmante sul sistema nervoso, aiutando a ridurre l'ansia e lo stress. Inoltre, è noto per migliorare la funzione respiratoria e per alleviare la tosse.

Caratteristiche: ha una consistenza leggera e un colore giallo pallido. Presenta un aroma ricco e profondo, legnoso con note dolci e balsamiche. Si abbina bene con oli come la lavanda, la mirra, il sandalo e l'arancio.

Aromaterapia e applicazioni: l'incenso è una componente tradizionale nella meditazione e nelle pratiche spirituali grazie ai suoi effetti calmanti e rilassanti. È spesso utilizzato in prodotti cosmetici per le sue proprietà antietà e rigeneranti. L'olio essenziale di incenso può anche essere diffuso per creare un ambiente tranquillo o utilizzato in miscele per massaggi per promuovere il rilassamento e alleviare il dolore.

L per Lavanda (Lavandula angustifolia)...

Famiglia: Lamiaceae

Descrizione: la lavanda è un arbusto dalla forte personalità legnosa, le cui foglie di un verde chiaro creano interessanti contrasti cromatici con i fiori a spighe di un accesso blu-violetto.

Benefici: quello di lavanda non è soltanto l'olio essenziale calmante per eccellenza, ma anche un antidepressivo naturale, un antireumatico, un cicatrizzante, un diuretico e un insetticida. Le sue proprietà stimolanti lo rendono il protagonista con la P maiuscola delle combinazioni aromaterapiche più efficienti che io abbia mai provato.

Caratteristiche: l'olio essenziale di lavanda vanta un colorito giallo paglierino, oppure incolore. Si caratterizza per l'aroma dolce, floreale e

corredato da un retrogusto legnoso e leggermente balsamico. Provalo in combinazione con i
chiodi di garofano, la salvia, il legno di cedro, il
pino, il geranio e il patchouli. La distillazione a
vapore dell'essenza di lavanda viene effettuata
con le sommità fiorite fresche di raccolta.
Aspetta che siano completamente mature *(tra
luglio e agosto)*.

Aromaterapia e applicazioni: in aromaterapia,
la lavanda è estremamente versatile. I suoi effetti
spaziano dalla cura di eczemi, infiammazioni e
punture d'insetto, passando per macchie cutanee, asma, laringite e infezioni della gola, fino ad
arrivare a cistiti, influenze e mal di testa cronici.
Inoltre, è un calmante d'eccellenza per l'insonnia.

... e per Limone (Citrus limon)

Famiglia: Rutaceae

Descrizione: quello di limone è un albero da
frutto di medie dimensioni con foglie verdi bril-
lanti e fiori profumati. Originario dell'Asia, si
trova oggigiorno in molte parti del mondo, soprattutto nelle regioni con clima mediterraneo.

L'olio essenziale di limone si ottiene principalmente dalla buccia del frutto attraverso un processo di pressatura a freddo.

Benefici: è conosciuto per le sue proprietà purificanti e antibatteriche. Può aiutare a stimolare il sistema immunitario, migliorare la circolazione e ridurre la comparsa di imperfezioni sulla pelle. È anche un tonico che favorisce la chiarezza mentale e riduce l'affaticamento.

Caratteristiche: l'olio essenziale di limone ha una consistenza leggera con un colore che varia dal chiaro all'ambra pallido. Il suo aroma è fresco, luminoso e agrumato. Si abbina bene con altri oli essenziali come lavanda, rosmarino, eucalipto e geranio.

Aromaterapia e applicazioni: grazie al suo profumo vivace e rivitalizzante, l'olio in questione è spesso utilizzato in diffusori per purificare l'aria e promuovere una sensazione di freschezza e chiarezza. Inoltre, può essere aggiunto a prodotti per la pulizia domestica per le sue proprietà antibatteriche. Quando utilizzato nella cura della pelle, l'olio di limone può aiutare a schiarire e tonificare, ma dovrebbe sempre essere usato con cautela e diluito, poiché può aumentare la sensibilità della pelle al sole.

M per Menta piperita (Mentha piperita)

Famiglia: Lamiaceae

Descrizione: la menta piperita è una pianta erbacea dalle foglie acuminate tinte di un vivido verde smeraldo. I suoi fiori sono lilla o rosa, nonché molto sottili.

Benefici: la menta piperita è un antisettico, un astringente e un digestivo potentissimo. Inoltre, la si usa per favorire la diuresi e abbassare la febbre (anche nei bambini).

Caratteristiche: l'olio essenziale si ottiene per distillazione a vapore dei fiori. Il risultato? Un'essenza dal colore giallino o olivastro (a seconda della qualità della pianta), dall'aroma erbaceo e speziato. Si sposa alla perfezione con il gelsomino, l'eucalipto, il rosmarino e la lavanda.

Aromaterapia e applicazioni: non tutti sanno che l'acqua vegetale aromatizzata che si ottiene dopo la distillazione a vapore è utilizzata per alleviare le coliche, la nausea e l'indigestione.

L'essenza oleosa, invece, consente di combattere la dermatite, ridurre i sintomi influenzali, decongestionare le vie nasali, rigenerare una mente affaticata e superare un momento di forte stress con l'ausilio del potere rigenerante della natura.

O per Origano (*Origanum L.*)

Famiglia: Lamiaceae

Descrizione: l'origano raggiunge un'altezza di circa 40 centimetri e salta all'occhio in virtù delle sue foglioline verdi, di un colore intenso e brillante. I suoi fiori sono generalmente rosati. Una piccola curiosità extra: il nome origano deriva dal greco antico «*oros gamos*», letteralmente «monte splendido». Il misterioso riferimento era attribuibile alla bellezza dei germogli, i quali coloravano le pendici di colline e di piccole cime montuose.

Benefici: l'origano viene utilizzato in una molteplicità di casi. Si spazia dai suffumigi che liberano i bronchi e le vie respiratorie, fino ad arrivare all'olio essenziale per massaggi dal potere detensionante sulla muscolatura o l'essenza pura sul cuoio capelluto per stimolare la ricrescita dopo la caduta dei capelli.

Caratteristiche: l'olio ha un colore giallo-paglierino, un aroma speziato ricco e inebriante e una nota dolce, quasi erbacea. Si ottiene per distillazione a vapore delle foglioline smeraldo. Si sposa alla perfezione con la freschezza del timo, ma anche con il legno di cedro, il rosmarino e la citronella.

Aromaterapia e applicazioni: in aromaterapia viene impiegato in caso di infezioni virali, dermatiti, mal di denti (in virtù del suo potere analgesico), ma anche nei casi di disturbi intestinali e digestione difficoltosa. In effetti, l'olio essenziale di origano ha il vantaggio di favorire la secrezione dei succhi gastrici, così da combattere anche il gonfiore responsabile di flatulenza e meteorismo.

P per Patchouli (Pogostemon cablin)

Famiglia: Lamiaceae

Descrizione: il patchouli è una pianta erbacea che raggiunge l'altezza massima di un metro. È originaria dell'Asia tropicale (Filippine e

Indonesia, in primis) e si riconosce per il tronco peloso e spesso, nonché dai fiori bianchi e porpora.

Benefici: il patchouli è un antidepressivo, un antinfiammatorio, un antitossico, un antivirale, un afrodisiaco e un fungicida. Inoltre, ha un impatto positivo sulla salute dell'intestino ed è usato da millenni per profumare i vestiti dopo il bucato.

Caratteristiche: l'essenza di patchouli si riconosce facilmente in virtù del colorito ambrato, quasi arancione. Si ottiene attraverso la distillazione a vapore delle foglie mature, precedentemente essiccate. Le sue note odorose si combinano con quelle della rosa, della lavanda, dei chiodi di garofano, del muschio di quercia e del sandalo. Il profumo del patchouli ti permetterà di viaggiare con la fantasia... *fino ai confini dell'Asia!*

Aromaterapia e applicazioni: i suoi usi riguardano, in particolare, la cura della pelle. Il patchouli in gocce lenisce gli eczemi, le ferite, la cute screpolata e la forfora. La sua azione lenitiva ha un impatto benefico anche sulle dermatiti localizzate. In aggiunta, l'aroma persistente agisce sulla frigidità, lo stress e l'esaurimento nervoso (burnout).

R per Rosa (Rosa centifolia)

Famiglia: Rosacee

Descrizione: la varietà di rosa *centifolia* viene è un ibrido tra la variante rosata classica e quella gallica, dai petali scuri. In particolare, raggiunge un'altezza di circa 2,5 metri e si riconosce in virtù della spiccata nuance violetta.

Benefici: l'olio essenziale di rosa agisce come antidepressivo, antivirale, battericida, lassativo, depurativo e tonico (con effetti positivi sul cuore, l'utero e il fegato).

Caratteristiche: l'aroma dell'essenza è dolce, persistente e floreale. Alla vista, l'olio aromatico ha un colorito giallo paglierino (o, in alcuni casi, addirittura trasparente). Le note di rosa si sposano alla perfezione con quelle di patchouli, legno di sandalo, salvia, lavanda e chiodi di garofano per un'esperienza profondamente calmante.

Aromaterapia e applicazioni: da un lato, lo si impiega per curare la congiuntivite (acqua di rose), gli eczemi e gli herpes e, dall'altro, lenisce anche i sintomi della tosse, dell'asma e del raffreddore da fieno. Infine, l'essenza di rosa è un tonificante in presenza di depressione, insonnia, impotenza maschile, tensione nervosa ed emicrania cronica.

S per Sandalo, legno (Santalum album)

Famiglia: Santalaceae

Descrizione: il sandalo è un albero sempreverde dell'Asia tropicale che raggiunge un'altezza di circa 9 metri. La sua caratteristica più interessante risiede nel legno, che diffonde le sue proprietà aromatiche quando l'esemplare raggiunge l'età matura (circa 8-10 anni).

Benefici: l'olio essenziale di sandalo ha proprietà antinfiammatorie, antisettiche e antispasmodiche. In aggiunta, lo si impiega con successo per migliorare la concentrazione e calmare gli stati ansiosi.

Caratteristiche: l'aroma di sandalo è caldo, legnoso e profondo, con un retrogusto resinoso.

Alla vista, ha una consistenza piuttosto viscosa e un colore che può variare dal giallo al dorato/ambrato a seconda della concentrazione di olio e della varietà scelta. Il suo profumo intenso e persistente si sposa alla perfezione con quello della lavanda, del bergamotto, del geranio e dell'incenso, creando un bouquet floreale molto equilibrato.

Aromaterapia e applicazioni: l'olio essenziale di sandalo trova larga applicazione nelle pratiche spirituali e meditative di derivazione orientale. In effetti, è in grado di promuovere uno stato di rilassamento profondo. In alternativa, lo si usa per trattare la pelle secca, le irritazioni cutanee e le ferite/macchie provocate dall'acne. Inoltre, è un validissimo alleato per lenire i sintomi dell'insonnia e favorire un sonno ristoratore.

T per Tea Tree (Melaleuca alternifolia)

Famiglia: Myrtacee

Descrizione: l'albero del tè è un piccolo arbusto originario dell'Australia. È noto per le sue piccole foglie aghiformi e per i fiori di un'accesa nuance bianco-gialla. *Lo sapevi?* Il nome *tea tree*

– che richiama alla memoria i meravigliosi arbusti asiatici – si riferisce al fatto che i marinai britannici erano soliti usare le foglie dell'albero per preparare un surrogato del tè verde durante le loro spedizione australiane.

Benefici: l'essenza di tea tree è nota per le sue potenti proprietà antibatteriche, antivirali e antifungine. È un rimedio naturale alle infezioni cutanee, all'acne, alle abrasioni e ai piccoli tagli.

Caratteristiche: alla vista, l'olio essenziale di tea tree ha un colorito chiaro, quasi trasparente. L'aroma è medicinale, fresco e leggermente erbaceo. Dal momento che le note odorose non sono particolarmente invadenti, potrai miscelarle con quelle del rosmarino, della lavanda, del bergamotto e dell'eucalipto per incrementare la "pienezza" olfattiva dei profumi *nature*.

Aromaterapia e applicazioni: nell'aromaterapia, l'olio di tea tree è utilizzato per purificare l'aria ed eliminare virus, batteri e funghi. Grazie alle sue proprietà antisettiche, è spesso impiegato in prodotti per la cura della pelle contro acne e imperfezioni. È anche efficace nel trattamento di infezioni fungine come la tigna e il piede d'atleta. Inoltre, può essere diluito in acqua e utilizzato come spray per la disinfezione di superfici o come rimedio contro le punture di insetti.

V per Vetiver (Vetiveria zizanioides)

Famiglia: Poacee (o Gramninacee)

Descrizione: il vetiver è una pianta erbacea originaria dell'India. La si riconosce per le radici profonde dalle quali si estrae l'olio essenziale.

Benefici: l'essenza assicura proprietà antiossidanti, cicatrizzanti e antinfiammatorie. È anche noto per le sue qualità rilassanti e calmanti, ed è spesso utilizzato per alleviare l'ansia, lo stress e l'insonnia.

Caratteristiche: l'aroma dell'olio di vetiver è terroso, legnoso e dolciastro, con note rinfrescanti e balsamiche. Ha una consistenza densa e un colore che varia dal dorato al marrone scuro.

Aromaterapia e applicazioni: nell'aromaterapia, l'olio di vetiver è ampiamente usato per la sua capacità di calmare e centrare la mente. Per questo motivo, è ideale per la meditazione e il rilassamento profondo. È utilizzato in prodotti per la cura della pelle in virtù delle sue proprietà cicatrizzanti e rigeneranti. Inoltre, è spesso impiegato in profumeria per la fragranza distintiva e la sua capacità di completare altre essenze.

Z per Zenzero (Zingiber officinale)

Famiglia: Zingiberacee

Descrizione: originario dell'Asia orientale, la pianta di zenzero ha una lunga, lunghissima tradizione millenaria alle spalle. La sua radice nodosa è conosciuta in tutto il mondo in virtù delle sue proprietà officinali.

Benefici: lo zenzero è un antinfiammatorio, un analgesico, un antispasmodico e un digestivo. Inoltre, può aiutare a alleviare il dolore muscolare, i crampi, il gonfiore e i sintomi associati a indigestione e nausea.

Caratteristiche: l'aroma dell'olio di zenzero è caldo, speziato, legnoso e leggermente dolce. Il suo colore può variare dal giallo pallido al dorato. Per il suo profumo distintivo, l'olio di zenzero è spesso utilizzato come ingrediente di base in profumeria, in particolare nei profumi orientali o speziati.

Aromaterapia e applicazioni: l'essenza di zenzero è impiegata per riscaldare e stimolare il corpo e la mente. Può contribuire a migliorare la circolazione, ridurre la sensazione di stanchezza e aumentare l'energia con la quale si affrontano gli impegni della routine. È anche utilizzata per alleviare la nausea, specialmente quella mattutina. Per uso topico, può essere miscelato con oli vettori e massaggiato su aree doloranti o infiammate per un sollievo naturale. L'olio di zenzero si combina bene con il limone, il cedro, la lavanda e il bergamotto.

Capitolo 6

L'informazione energetica delle piante

Mio caro lettore, mia cara lettrice, è dall'alba dei tempi che l'uomo interagisce con il mondo naturale e si rivolge a Madre Terra per scoprire i segreti dei suoi elementi, così da migliorare il proprio aspetto e il proprio stato di salute. La filosofia degli oli essenziali e dell'aromaterapia attinge alle origini di questa conoscenza botanica millenaria, la quale ci rivela l'informazione energetica e le peculiarità delle piante comuni (e non).

Immagino tu sia ancora confuso: «*Mariavittoria*, cos'è l'energia delle piante? Mi stai forse dicendo che ogni ingrediente *green* racchiude al suo interno... un'anima?». Più che di *anima* – la cui accezione spirituale potrebbe far storcere il naso a molte persone – mi piace parlare di **attivazione** o di **principio attivo**. Quest'ultimo può essere estratto da foglie, rami e arbusti di ogni forma e dimensione con una molteplicità di metodi – si pensi alla distillazione, in primis. Al giorno d'oggi, le uniche aziende *con la A maiuscola* sono quelle che non si limitano soltanto all'imbottigliamento di una quantità minima di prodotto, ma studiano anche la cosiddetta «massima disponibilità benefica» di una pianta – ovvero, i benefici che essa è in grado di rilasciare a contatto con la pelle (uso topico) o nell'aria (aromaterapia).

La domanda è lecita: in che modo è possibile categorizzare le piante in virtù del loro **profilo bioenergetico**? La risposta è contenuta nella struttura molecolare delle nostre protagoniste *green*. L'interazione tra le varie componenti, infatti, produce dei **quanti di energia**. Questi ultimi assumono la forma di una *micro-onda energetica* che crea un'azione o un'interazione a contatto con determinati organi, in modo tale da assicurare i benefici desiderati. Se la mia spiegazione ti sembra ancora un po' misteriosa e labirintica, immagina le onde energetiche come frecce scoccate dalla struttura chimica delle piante. Il dardo «colpisce» un'area corporea compatibile e rilascia le sue proprietà riattivanti, calmanti, antinfiammatorie e chi più ne ha, più ne metta.

Affinché l'incontro tra il principio attivo di una pianta e il corpo umano sia proficuo è importante conoscere i **canali energetici** che attraversano il nostro corpo. I canali di energia sono protagonisti della concezione ayurvedica della medicina orientale, ma si ritrovano anche nella tradizione cinese col nome di meridiani e in quella indiana col nome di chakra. Ad ogni modo, non è necessario intraprendere un iter di meditazione o di crescita spirituale per trarre beneficio dai principi attivi delle piante, né tantomeno ti chiedo di trasferirti sul cucuzzolo di un monte tibetano per trasformarti in un monaco a tutto tondo! È sufficiente riconoscere che alcuni composti chimici sono *compatibili* con le vibrazioni energetiche del nostro corpo, mentre altri sono *disallineati* dalla funzione ai quali li destiniamo. Come lo Ying e lo Yang devono compenetrarsi per fondersi nel loro abbraccio *in bianco e nero*, così gli oli essenziali hanno bisogno del corrispettivo organico per rilasciare il loro quanto di energia.

A ogni chakra il suo olio essenziale

Quando, per la prima volta, ho utilizzato gli oli essenziali in combinazione con i miei chakra, mi sono resa conto di avere tra le mani un potere *stra-or-di-na-rio*.

Procediamo con ordine.

I canali energetici del nostro corpo sono sette (secondo la tradizione standard):

- **Primo chakra**: rosso o della radice.
- **Secondo chakra**: arancione o delle sensazioni.
- **Terzo chakra**: giallo o del plesso solare.
- **Quarto chakra**: verde o del cuore.
- **Quinto chakra**: blu o della gola.
- **Sesto chakra**: indaco o del terzo occhio.
- **Settimo chakra**: viola o della corona.

Con ogni probabilità, queste parole non ti dicono nulla. Be', ti suggerisco di immaginare i chakra come *piccoli-portali* disseminati dalla testa ai piedi, il cui ruolo consiste nel collegamento dell'energia custodita dentro di noi con quella che, come nel caso degli oli essenziali e dei trattamenti erboristici, è parte degli altri esseri viventi dell'Universo. Come una serratura gira in presenza della chiave corretta, così i chakra si attivano in combinazione a principi attivi idonei.

E allora il chakra rosso è connesso alla radice, alle situazioni pragmatiche della vita, alle sue sfide, alle avventure lavorative o finanziarie e alla cosiddetta «sicurezza materiale». Il chakra arancione viene comunemente associato alla sensualità e al sentimento, ma anche al tatto e all'istintività. Dopotutto, alzi la mano chi non ha mai preso una decisione di pancia? Nessuno, nessuno? Lo immaginavo! Quello giallo è legato alla libertà di pensiero e di parole, alla possibilità di essere noi stessi e all'esperienza dei cinque sensi. Il chakra verde è collegato al cuore, alle relazioni interpersonali, alle difficoltà comunicative e agli scambi con gli altri. Il blu è sinonimo di dialogo, parole, individualità, pensiero critico e opinioni. Il canale energetico color indaco invita a osservare il mondo in maniera irrazionale e istintuale, dando libero sfogo alla nostra voce interiore. Infine, il viola apre le porte alla spiritualità che riposa dentro di ognuno di noi.

Gli oli essenziali compatibili con i chakra sono i seguenti:

Chakra della radice (Muladhara):

Patchouli

Vetiver

Cedro

Chakra sacrale (Svadhisthana):

Ylang-Ylang

Sandalo

Arancia dolce

Chakra del plesso solare (Manipura):

Limone

Ginepro

Bergamotto

Chakra del cuore (Anahata):

Rosa

Lavanda

Geranio

Chakra della gola (Vishuddha):

Eucalipto

Menta piperita

Chakra del terzo occhio (Ajna):

Salvia sclarea

Cipresso

Lavanda

Chakra della corona (Sahasrara):

Incenso

Mirra

Gelsomino

Per utilizzare gli oli essenziali in maniera ancor
più avvolgente e persistente, dunque, applica

pochissime gocce sulla pelle – magari effettuando un massaggio localizzato – e concentrati sul nodo interiore che ti impedisce di vivere la vita con serenità, determinazione e passione. Personalmente ti suggerisco di scrivere **una domanda** o **un'affermazione** che ti frulla nella testa su un post-it. Quindi, utilizza qualche goccia di essenza naturale lasciando che la mente fluisca liberamente sull'argomento di tuo interesse. *Respira a fondo e apri il tuo cuore. La risposta è già lì, dentro di te.*

Provaci!

"Io [Nome], intendo attivare il canale energetico [Nome del chakra] per riflettere su [Argomento della seduta] servendomi del potere terapeutico dell'olio essenziale di..."

Utilizza lo spazio qui sotto per scrivere il tuo primo proposito!

Capitolo 7

Gli oli essenziali in cucina

Allaccia il tuo grembiule e spostati in cucina, perché in questo capitolo indagheremo l'applicazione interna degli oli essenziali – *ovvero il loro consumo.*

Prima di continuare, però, permettimi di metterti in guardia: è <u>assolutamente sconsigliato</u> ingerire dei prodotti sui quali nutri il benché minimo dubbio. Questi suggerimenti si rivolgono soprattutto ai consumatori più esperti, oppure ai neofiti che intendono informarsi e attenersi *passo-passo* alle indicazioni trascritte sui flaconcini delle essenze o sugli altri manuali erboristici.

Fatta la dovuta premessa, è bene sapere che alcuni oli essenziali influiscono positivamente sull'apparato digerente. Molte essenze riescono a raggiungere il flusso ematico e diffondono i loro benefici in ogni parte dell'organismo.

Tuttavia, soltanto gli oli puri e di alta qualità possono essere consumati internamente. Tieniti alla larga dalle miscele, dai prodotti distillati manualmente o dai flaconcini sul quale non sono riportate tutte le informazioni cautelative di base. Le piante, infatti, non dovrebbero mai essere lavorate e miscelate a sostanze chimiche dannose per il corpo e la mente.

I metodi più gettonati per il consumo diretto sono i seguenti:

- **Sublinguale**: apri il tuo flaconcino di oli essenziali 100% certificati e versane due gocce sotto la lingua. Ti consiglio di diluire le essenze particolarmente intense e odorose, per evitare nausee o – nei casi più gravi – irritazioni della gola o conati di vomito.

- **Capsule**: non sono una grande fan delle pastigliette, ma devo dire che in molti casi può essere comodo versare <u>da 1 a 10 gocce</u> di olio all'interno di una capsuletta vuota. In questo modo, riuscirai a deglutire anche le essenze più forti e sgradevoli. Ti ricordo che, nell'eventualità in cui fossi alle prime armi, puoi sempre diluire le essenze aromatiche con oli vettori piacevoli al palato, come quello extravergine di oliva.

- **Bevande**: all'inizio della mia carriera da appassionata divulgatrice aromaterapica ho preparato decine e decine di bevande rigeneranti. Tutto quello che devi fare è versare <u>una goccia di essenza pura in 250 o 1000 millilitri della tua bevanda preferita</u> (come latte, acqua o latte di mandorla) per un sapore familiare e del tutto piacevole. Sarà il tuo piccolissimo segreto di benessere... *ma non dirlo a nessuno, shhh!*

Dulcis in fundo, l'utilizzo degli oli essenziali può sostituire l'impiego di moltissime erbe aromatiche e *insaporitori* acquistati al supermercato con i quali condiamo le nostre pietanze preferite. Sono sempre stata molto scettica in merito alle possibilità culinarie delle essenze green, ma con il tempo mi sono ricreduta. Cucinare con gli oli essenziali è un'esperienza tutta da provare. Dal momento che la questione sicurezza mi sta molto a cuore, ho citato un estratto reso noto dai professionisti in merito alla compatibilità delle gocce di benessere con le ricette mediterranee che amiamo di più: "Come avviene per qualsiasi sostanza, gli oli essenziali presentano rischi solo se usati in modo improprio o in quantità non corrette. [...] Se si intende utilizzare gli oli essenziali nella preparazione di alimenti, è meglio utilizzare oli di alta qualità e accuratamente testati che possono fornire i migliori risultati. [...] Nella nostra alimentazione la frutta, parte delle piante e gli estratti sono presenti normalmente e questo permette al nostro organismo di assumere l'olio essenziale internamente e di elaborarlo adeguatamente. Come altre sostanze che consumiamo, gli oli essenziali vengono ingeriti e dall'apparato digerente entrano nel flusso sanguigno e possono essere quindi metabolizzati dagli organi. Il nostro corpo è pertanto in grado di assorbire e metabolizzare facilmente gli oli essenziali, per cui cucinare con gli oli è un modo semplice per arricchire il cibo che mangiamo".

Tra le essenze più adatte alle tue sperimentazioni culinarie, cito: la cassia, il chiodo di garofano, il cilantro, il coriandolo, la curcuma, il finocchio, il lemongrass, il lime, il limone, la maggiorana, il mandarino verde, la menta piperita, la menta romana, l'origano, il pepe rosa, il pompelmo, il rosmarino, il seme di sedano, il tangerino, il timo e lo zenzero.

Discorso a parte merita la gestione delle quantità: "Spesso, anche una sola goccia di un olio essenziale può essere troppo intensa, soprattutto se l'olio è particolarmente forte. Quando si inizia a sperimentare gli oli essenziali in cucina, la cosa migliore è usare il metodo dello stuzzicadenti - immergere la punta di uno stuzzicadenti pulito nella boccetta di olio essenziale e mescolarlo quindi agli altri ingredienti. Questo vi permetterà di aggiungere una quantità di olio più piccola possibile, in modo da non rischiare di rovinare il piatto aggiungendo troppo sapore (ibidem)".

Ti ricordo, inoltre, che esistono delle qualità di essenze che, benché approvate per un uso interno, sono molto potenti e devono essere maneggiate con cura. Non versare direttamente l'olio di cassia, lemongrass, garofano, origano, timo o zenzero (o rischierai di dover buttare la tua pietanza per via dell'aroma troppo intenso e stomachevole).

Le 3 ricette must-try con gli oli essenziali

Non senti anche tu un certo languorino? Dopo una lettura così impegnativa, è giunto il momento di trasformare le tue conoscenze in fatto di oli essenziali in gustose ricette da provare *at home*. Ho inserito essenze di base che potrai facilmente reperire sul sito ufficiale dell'azienda. Soltanto così sarai certo di sperimentare ai fornelli in tutta sicurezza!

Biscotti al limone

Porzioni: 36

Tempo di preparazione: 20 minuti

Tempo di cottura: 12 minuti

INGREDIENTI

- 170 g di olio di cocco
- 115 g di burro
- 150 g di zucchero non raffinato
- 170 g di miele
- La scorza grattugiata di 1 limone
- 1 uovo
- 205 g di farina di farro
- 205 g di farina di grano tenero bianco
- 2 cucchiaini di estratto di vaniglia
- 4-6 gocce di olio essenziale di limone (commestibile e adatto all'uso alimentare)

PREPARAZIONE

Preriscalda il forno a 180 °C. Unisci l'olio di cocco da frigo e il burro, lavorandoli fino a ottenere un composto omogeneo. Una volta ottenuto un risultato fluido, aggiungi lo zucchero grezzo, il miele, la scorza di limone grattugiata, l'estratto di vaniglia e l'uovo. Mescola fino a ottenere una crema.

In una ciotola a parte, unisci la farina di farro e la farina di grano tenero. Travasa la farina nella miscela liquida un po' alla volta, facendo attenzione a mescolare con cura per evitare la formazione di grumi. Infine, incorpora l'olio essenziale di limone, assicurandoti di distribuire l'aroma in modo uniforme.

Con l'aiuto di un cucchiaio, crea 12 porzioni di impasto su una teglia precedentemente ricoperta con carta da forno, lasciando spazio tra un biscotto e l'altro per evitare spiacevoli incidenti di percorso!

Cuoci nel forno preriscaldato per 12 minuti o fino a quando i biscotti sono dorati ai bordi.

Repetita iuvant: è essenziale utilizzare un olio di limone che sia adatto all'uso alimentare. *Leggi le etichette e le istruzioni prima dell'uso.*

Marinata di pepe nero e limone

La marinata per carne, pesce o verdure assicura un tocco di gustosità e di personalità in più ai tuoi piatti.

INGREDIENTI

- 1 ½ cucchiaio di prezzemolo fresco, tagliato a pezzetti
- 2 cucchiai di miele o agave
- 2 cucchiai di succo di limone fresco
- 8 gocce di olio essenziale di limone (commestibile e adatto all'uso alimentare)
- 1 spicchio d'aglio, sminuzzato
- 1 cucchiaio di pepe nero macinato fresco
- 2 cucchiai di olio d'oliva

PREPARAZIONE

In una ciotola, unisci il prezzemolo fresco, il miele (o l'agave), il succo di limone e l'olio d'oliva.

Aggiungi l'olio essenziale di limone, mescolando in maniera uniforme per distribuirne l'aroma.

Quindi, incorpora l'aglio sminuzzato e il pepe nero macinato, mescolando fino a ottenere una marinata omogenea.

Utilizza la tua ricetta con ingrediente segreto per insaporire carne, pesce o verdure come preferisci e cuoci le tue pietanze a piacimento.

Frullato di mela e di menta piperita

Non c'è niente di meglio che cominciare la giornata con un frullato rigenerante e dissetante, con il quale assicurarti tutti i macronutrienti necessari al mattino. Tra le tante varianti disponibili, questa è senz'altro la mia preferita.

INGREDIENTI

- 130 gr di lattuga romana fresca
- 130 gr di mele verdi surgelate tagliate a cubetti (taglia le mele fresche e congelale per 1 ora)
- 65 gr di yogurt bianco magro
- 1 cucchiaio di burro di noci

- 130 gr di latte di riso non zuccherato o latte a scelta
- 1 cucchiaino di sciroppo d'acero
- ½ cucchiaino di estratto di menta
- 2 gocce di olio essenziale di Menta Piperita

PREPARAZIONE

Metti tutti gli ingredienti in un frullatore e lavorali fino a ottenere una consistenza *cremosa e omogenea*.

Buon appetito, lettore!

Capitolo 8

Bellezza & oli essenziali, il connubio perfetto

Mi rivolgo, adesso, alle lettrici alla ricerca di consigli *beauty* 100% naturali. In primo luogo, mi preme ribadire che è un errore credere di dover spendere centinaia e centinaia di euro in prodotti per la cura della pelle, del viso e dei capelli. Nella maggior parte dei casi a fare la differenza è la qualità degli alleati beauty che meritano un posto di diritto nella tua trousse. Come menzionato nelle pagine precedenti del libro che stringi tra le mani, gli oli essenziali si possono aggiungere alle creme a base oleosa o burrosa, in maniera tale da costituire un film protettivo. Il consiglio si applica soprattutto alle cuti secche, messe a dura prova dal gelido freddo invernale. L'olio essenziale di lavanda, di incenso, di tea tree e di legno di cedro è la scelta più gettonata in campo cosmetico. Tuttavia, presta attenzione alla fotosensibilità del derma. Se intendi organizzare un week-end di solo-mare per prendere una tintarella da sogno, evita di cospargere il corpo di lemon, lime, arancia dolce o bergamotto. L'azione combinata dell'essenza green e dei raggi solari rischia di provocare ustioni e bruciature.

Personalmente, ritengo che in campo beauty non ci si possa improvvisare. Sono alla ricerca di prodotti d'eccellenza, risultato di studi e di test conformi agli standard industriali più elevati. E poco importa che internet sia sommerso da varianti economiche e di bassa qualità che promettono risultati miracolosi: per la mia (e la tua) pelle è bene scegliere il top di gamma combinato al potere terapico delle essenze botaniche.

È questo il motivo per cui ho scelto di affidarmi alla linea **Essential** firmata da una celebre azienda statunitense. Il catalogo *Made in USA* contempla una crema idratante antiage, un detergente viso, una crema idratante, un contorno occhi da sogno, un gel illuminante, un rivitalizzante con effetto scrub e un siero rinforzante di cui servirti per rinvigorire e ringiovanire una cute che soffre dei primi cedimenti dovuti all'avanzare dell'età. Ma c'è di più: il marchio si è fatto firmatario anche di un prodotto u-ni-co nel suo genere. Stiamo parlando di una miscela brevettata interamente dal team di esperti, che combina alcuni oli essenziali rarissimi per un risultato mozzafiato. Dalla lavanda all'olio di sandalo, passando per l'essenza di Commiphora e il linalolo, concludendo con l'olio dei fiori di Rosa Damascena e il geraniolo: la combinazione sapientemente bilanciata di proprietà botaniche supporta la cute, riduce i fattori di invecchiamento e attenua gli inestetismi che minano la tua sicurezza e la tua autostima di fronte allo specchio. Puoi utilizzare il siero al mattino e a sera in virtù del comodissimo formato roll-on. Insomma, ti suggerisco di aggiungerlo quanto prima alla tua to-do-list di bellezza, soprattutto se sei alla ricerca di un prodotto topico dall'effetto profumante e massaggiante. Io la adoro e non posso più farne a meno! La linea Essential di cui ti parlo è un jolly imprescindibile; un tripudio di femminilità e sensualità che ti trasformerà nella donna che hai sempre voluto essere: bella, ma senza strafare; curata, ma in maniera naturale.

I miei consigli beauty non si fermano qui. Certo, i prodotti cosmetici di alta qualità sono un'eccellenza che non lascia adito a dubbi, ma esistono anche altri metodi per lenire la pelle e ristabilirne a tonicità e la luminosità d'un tempo. È questo il motivo per cui voglio suggerirti qualche tecnica di miscelazione fai-da-te a base di essenze green facilmente reperibili in commercio.

I cosmetici fai-da-te

La regola generale (e del buonsenso) prevede che la concentrazione di oli essenziali puri nei prodotti cosmetici non superi mai lo 0,5%. Ricorda, inoltre, di evitare il contatto diretto dell'essenza con gli occhi, le palpebre o le mucose. Prima di metterti all'opera, procurati anche un paio di guanti in lattice e degli occhiali protettivi al fine di evitare reazioni indesiderate.

Crema viso all'olio essenziale di lavanda per pelli normali

INGREDIENTI

- 30 ml di olio di jojoba (o olio di mandorle dolci)
- 30 ml di olio di rosa mosqueta

- 10 ml di cera d'api (per dare consistenza alla crema)
- 60 ml di acqua distillata o idrolato di rosa (per idratare e tonificare)
- 15 gocce di olio essenziale di lavanda (per aggiungere proprietà lenitive e rilassanti)
- 5 gocce di olio essenziale di tea tree (opzionale, utile per le sue proprietà antibatteriche)
- 1 cucchiaino di vitamina E (come conservante naturale e per le sue proprietà antiossidanti)

PROCEDIMENTO

In un pentolino metti a bagnomaria la cera d'api nell'olio di jojoba e nella rosa mosqueta. Assicurati di mescolare bene finché la cera non risulti completamente sciolta.

Una volta ottenuto l'effetto desiderato, rimuovi il pentolino dal fuoco e lascia raffreddare.

Nel frattempo, riscalda l'acqua distillata o l'idrolato di rosa in un altro recipiente. Toglilo dalla fiamma prima che diventi bollente.

Versa lentamente l'acqua distillata o l'idrolato nella miscela di oli/cera, mescolando costantemente con un frullatore a immersione fino a ottenere una crema liscia e omogenea.

Una volta che il composto ha raggiunto una consistenza soddisfacente, aggiungi l'olio essenziale di lavanda, l'olio essenziale di tea tree (opzionale) e la vitamina E. Mescola con cura.

Trasferisci la crema in un barattolo di vetro e conserva il tuo rimedio di bellezza per pelli normali in uno scaffale fresco e asciutto.

Occhio, eh: prima di qualsiasi utilizzo, esegui un patch test su una zona non sensibile per valutare la reazione cutanea. Inoltre, non conservare per più di due mesi. Gli oli essenziali nature sono soggetti a deterioramento e invecchiamento (con conseguente perdita delle proprietà lenitive e idratanti).

Crema all'olio essenziale di vetiver per pelli miste o grasse

INGREDIENTI

- 20 ml di olio di jojoba: presenta una struttura simile al sebo della pelle e aiuta a bilanciare la produzione di olio che rende la pelle grassa al tatto e alla vista
- 10 ml di olio di nocciolo: si assorbe in tempi record e non lascia un fastidioso sentore di unto
- 10 ml di cera d'api per dare consistenza alla crema
- 60 ml di idrolato di amamelide dalle proprietà tonificanti e astringenti sui pori del viso
- 10-15 gocce di olio essenziale di vetiver
- 5 gocce di olio essenziale di limone
- 1 cucchiaino di vitamina E: conservante naturale dalle proprietà antiossidanti

PROCEDIMENTO

In un pentolino sciogli a bagnomaria la cera d'api nell'olio di jojoba e nell'olio di nocciolo.

Rimuovi dalla fiamma e lascia raffreddare.

Nel frattempo, riscalda l'idrolato di amamelide in un altro contenitore. Ricorda di toglierlo dal fuoco prima che raggiunga la temperatura di ebollizione.

Versa lentamente l'idrolato nell'olio e nella cera, mescolando costantemente con un frullatore a immersione per ottenere una consistenza cremosa.

Aggiungi gli oli essenziali di vetiver e limone insieme alla vitamina E. Mescola il composto con cura.

Travasa la crema in un barattolo di vetro pulito con un coperchio ermetico. Conserva la tua crema fai-da-te in un luogo fresco e asciutto.

Crema con olio essenziale di incenso per pelli secche o mature

INGREDIENTI

- 25 ml di olio di rosa mosqueta: un composto ricco di acidi grassi essenziali e di vitamina C
- 15 ml di olio di avocado, idratante e ricco di vitamine

- 10 ml di cera d'api per dare consistenza alla crema
- 60 ml di idrolato di rosa, idratante e tonificante
- 10-15 gocce di olio essenziale di incenso
- 5 gocce di olio essenziale di lavanda dalle proprietà lenitive e rigeneranti
- 1 cucchiaino di vitamina E come antiossidante e conservante naturale

PROCEDIMENTO

In un pentolino, sciogli a bagnomaria la cera d'api nell'olio di rosa mosqueta e nell'olio di avocado.

Rimuovi il composto dal fuoco e lascia raffreddare.

Nel frattempo, riscalda l'idrolato di rosa in un altro pentolino senza raggiungere la temperatura di ebollizione.

Versa l'idrolato nella miscela di oli e cera, mescolando costantemente con un frullatore a immersione al fine di ottieni una crema uniforme e omogenea.

Dopo aver raggiunto la consistenza desiderata, aggiungi gli oli essenziali di incenso e lavanda insieme alla vitamina E.

Trasferisci la crema in un barattolo di vetro dotato di coperchio ermetico. Conserva per un massimo di due mesi in un luogo fresco e asciutto, a riparo dalle fonti di calore.

Insomma, avrai intuito che il procedimento di preparazione beauty è facile e intuitivo. Per concludere in bellezza il nostro viaggio alla scoperta degli oli essenziali applicati al campo cosmetico ho redatto una lista di essenze con le rispettive proprietà cutanee.

Per pelli normali: geranio, rosa e lavanda.

Per pelli grasse e miste: rosa geranio, mirto e vetiver, tea tree e pompelmo.

Per pelli impure e acneiche: tea tree, manuka, mirto mirra, eucalipto, limone, lavanda, origano e timo.

Per pelli secche e mature: incenso, ylang ylang, vetiver, rosa geranio, patchouli e sandalo.

Per pelli irritate: rosa geranio e patchouli, lavanda, ylang ylang, incenso, elicriso.

Per la cellulite: sandalo, palmarosa, rosmarino, ginepro, cipresso e arancia selvatica. pompelmo, zenzero.

Per dermatiti: balance.

Da passione a lavoro: la mia storia di cambiamento (e come può influenzare anche la <u>tua</u> carriera)

Mio caro lettore, mia cara lettrice, siamo quasi giunti al termine di quest'esperienza editoriale alla scoperta dell'aromaterapia, della botanica e degli oli essenziali estratti col metodo della distillazione a vapore. Mi auguro di averti incuriosito, informato e tenuto compagnia. Dopo aver a lungo decantato i benefici dell'essenze *nature*, sento il bisogno di... *parlare anche un po' di me*. E lo voglio fare senza spocchia e senza dilungarmi in false promesse da (pseudo) guru so-tutto-io. Dopotutto, i social network e il microcosmo 2.0 a noi contemporaneo sono ormai presi d'assalto dai divulgatori improvvisati e dai finti santoni che promettono *cambiamenti miracolosi* in tempi record. Diffida da chi ti riempie di *metodi e di belle parole* senza dimostrarti di aver raggiunto

<u>obiettivi tangibili</u> nel concreto. È questo il motivo per cui, prima di salutarci, intendo raccontarti la mia esperienza. Desidero condividere la mia storia per aiutare uomini e donne che, in questo momento, sentono di essere sconfitti dalla vita. *Una soluzione esiste, sempre.*

Ma compiamo un passo indietro.

Quando cominciai a soffrire di *stati d'ansia generalizzati*, aprii il sito web ufficiale di una celebra azienda e m'imbattei nella descrizione di una miscela balsamica *da 110 e Lode*: **Air**. I professionisti che l'hanno imbottigliata lo definiscono anche l'olio del respiro. È indicato nei casi in cui il fiato si blocca a causa di un dolore intenso e persistente. In aggiunta, è un supporto per quanti sentono di essere frustrati, disperati o sconfitti dagli ostacoli che la vita ha messo loro davanti. Inoltre, aumenta la sicurezza in sé stessi e si trasforma in un alleato di benessere per rendere più ricche e significative le relazioni interpersonali. Insomma, l'essenza in questione è adatta per effettuare un messaggio balsamico o una sessione di aromaterapia rigenerante e calmante. Il flacone contiene gli oli di *alloro, menta piperita, eucalipto, melaleuca, limone e cardamomo.*

Dalla mia prima esperienza rigenerativa ho continuato la ricerca in maniera assidua, acquistando anche **l'olio della verità** a base di **incenso** per aprirmi alla mia componente spirituale e a quello che desideravo davvero. Al tempo mi sentivo decentrata e non riuscivo a trovare una strada alternativa a quella che mi rendeva infelice. L'olio di incenso è noto per le sue proprietà purificatorie, meditative e – in maniera traslata – *religiose*. Favorisce la riapertura dei centri energetici *(chakra)* di cui abbiamo parlato nei capitoli precedenti e ha il potere di rivelare gli inganni e le false verità che ti circondano nella vita quotidiana. Per una «*pulizia spirituale*», quello di incenso è l'olio essenziale per antonomasia.

Infine, testai sulla mia pelle l'essenza di melaleuca: **l'olio della protezione** dall'azione disinfettante. Sul flaconcino e il materiale informativo si legge che: *"pulisce dalle energie negative, ed è utile per liberarsi da relazioni di dipendenza e dai vampiri energetici. Favorisce l'amore e il rispetto verso sé stessi"*. E credimi, *lettore*, se ti dico che, in quel periodo buio, ne avevo un disperato bisogno. Effettuai alcune sedute meditative aromatiche con il mantra: *"Mi purifico per vivere libera con rispetto per me stessa"*.

Trovi la descrizione degli altri prodotti in queste pagine.

Non esitare a contattarmi se vuoi conoscere meglio le miscele di cui parlo!

mariavittoria.pradal@gmail.com

Perché, dunque, ho scelto di affidarmi a un'azienda dalla qualità elevata?

Be', secondo la mia esperienza personale il benessere è sempre stato dipendente da un *quid* di esterno (la medicina, i farmaci, le creme di bellezza ecc.). L'uso di questi tesori in boccetta è **un atto d'amore verso me stessa**; di goccia in goccia mi conosco e riscopro il mio vero me. Diffondendone l'uso e la conoscenza vorrei indurre le persone a essere più consapevoli delle loro emozioni. L'azienda che produce questi meravigliosi concentrati di energia vitale dalla pianta d'interesse (preselezionata con cura) ha una <u>condotta etica irreprensibile</u> nei confronti della natura e dei propri collaboratori, che rappresenta anche i miei valori.

La svolta

Io ritengo che *non esista crescita senza condivisione*. Da quando la mia cara amica mi ha messo a conoscenza degli oli essenziali, sono diventata un'appassionata sostenitrice della loro filosofia. Ne ho divulgato le proprietà e i benefici sui miei canali social e mi sono impegnata a suggerire vie di cura alternative alle donne nella mia stessa situazione. Ma soprattutto, con l'aromaterapia e gli oli essenziali ho compreso l'importanza della **perseveranza**, della **determinazione** e della **passione**. E così, dopo essere rimasta stupita dal loro effetto *super-efficace*, ho deciso di compiere un ulteriore step. E sai una cosa? Non avrei mai pensato di diventare una *Wellness Advocate (Consulente del benessere)*: ovvero un'esperta nella distribuzione degli oli essenziali di elevata qualità. Mi sembrava impossibile essere parte di una community così ricca e stimolante, di cui rispettavo i valori e la *mission*. Per me è stata una grande svolta perché ho guardato al di là di una *barriera lavorativa insoddisfacente* per aprirmi a ulteriori possibilità. E così è stato. Mi sono tuffata nella lettura delle risorse online messe a disposizione dall'area commerciale dell'azienda statunitense e ho scoperto un metodo completo, interessante e stimolante *<u>mediante cui avere un impatto significativo sugli altri.</u>* Quello che mi ha colpito particolarmente non è stata soltanto la cura con la quale mette a disposizione tutto il proprio sapere – senza nascondere nulla al proprio team di consulenti, - ma anche e soprattutto il modo in cui, indipendentemente dalla vendita di un prodotto, a fare la <u>vera</u> differenza è la **qualità indiscutibile** degli oli essenziali in flacone.

Ho trovato un'occupazione (ancora secondaria, ma che si sta trasformando giorno dopo giorno in una carriera *a 360 gradi* nel mondo del benessere olistico), una famiglia di professionisti e amici che mi supportano in caso di difficoltà e una chance di ripartire con il piede pigiato sull'acceleratore. *Ne sono entusiasta, e non so neppure se riesco a esprimere tutta la mia gratitudine a parole!*

Al giorno d'oggi, mi impegno quotidianamente per costruire **la mia attività**. E non lo faccio perché *devo*, ma perché *ci credo* nel profondo. Pubblico i miei post, scrivo articoli, studio le proprietà delle erbe, sperimento ricette in cucina, condivido i miei dubbi e le mie perplessità con la community, aiuto i miei interlocutori a trovare una strada di rinascita e faccio del mio meglio affinché *lavoro e passione* creino un connubio indissolubile.

Ma ho un'ultima (buona) notizia da darti: *puoi farlo anche tu, se lo desideri.* Nei panni di Wellness Advocate si lavora a stretto contatto con la medicina olistica, che si prende cura del corpo, della mente e delle emozioni in maniera equamente ripartita. E ancora oggi, a distanza di circa un anno, ricevo messaggi di ringraziamento da parte di persone che ho incontrato in passato e che ho seguito dalla A alla Z. Ovviamente, mi guardo bene dal dispensare consigli medici – per i quali è necessario interpellare un professionista della salute accreditato – ma mi limito a studiare, testare e comprovare la qualità dei prodotti per condividerne i benefici col maggior numero possibile di persone.

Di conseguenza, per trasformare la tua potenziale collaborazione con l'azienda statunitense in un "*business*" a tutto tondo è importante <u>conoscere bene il modello di lavoro e le caratteristiche di ciascuna essenza,</u> con l'intento di avere un impatto positivo sulle persone. Sono qui per mettere a tua disposizione tutta la mia esperienza in materia. Ho scritto il libro che stringi tra le mani per rivelarti il potere degli oli essenziali sì, ma anche per dimostrarti che – *con perseveranza e molta passione* – è possibile guardare al futuro con rinnovato coraggio mettendosi in proprio con un'attività 100% affascinante, autorevole, positiva e stimolante *giorno dopo giorno.*

Per saperne di più, contattami oggi stesso! Sarò lieta di conoscerti e di supportati nel processo di cambiamento *step by step*, che sia per l'acquisto di un prodotto o per l'inserimento nel mondo dei *Consulenti di Benessere* attivi sul territorio tricolore!

Oli essenziali per i nostri amici a quattro zampe

Dulcis in fundo, gli oli essenziali influiscono anche sul benessere dei nostri fedelissimi *compagni di avventure scodinzolanti* e interagiscono coi loro sistemi – tra cui il sistema cutaneo, circolatorio, digestivo, urogenitale, endocrino, nervoso, muscolo-scheletrico, immunitario e, ovviamente, *olfattivo*. È importante ribadire che l'olfatto degli animali è estremamente sensibile; di conseguenza, poche gocce della tua boccettina di benessere in un diffusore assicurano benefici notevoli.

Gli oli sono, infatti, noti per le loro capacità antibatteriche, antifungine, antivirali e antisettiche. Se utilizzati correttamente possono trasformarsi in soluzioni *con la S maiuscola* sia per malattie evidenti che per sintomi meno manifesti. Si possono applicare direttamente sul pelo degli animali (previa diluizione) o diffondere nell'ambiente in cui vive il pet. È essenziale assicurarsi che i prodotti da te scelti siano completamente naturali, puri e certificati per garantirne l'efficacia e la sicurezza.

Qui sotto, ho riassunto per te alcune applicazioni specifiche:

- **Adattamento**: una miscela di oli di ginepro e di basilico può aiutare gli animali a gestire meglio i cambiamenti significativi (come separazioni o nuovi ambienti). Gli aromi suddetti possono alleviare *ansia e agitazione*. Si consiglia di utilizzare alcune gocce in un diffusore in prossimità della cuccia dell'animale.

- **Allergie**: un mix sapientemente bilanciato di melaleuca, lavanda, limone e menta piperita allevia una molteplicità di allergie. I sintomi più comuni possono essere legati a problemi ambientali, alimentari o relazionali (soprattutto se l'animale condivide il territorio con altri "intrusi"). Applica alcune gocce direttamente sul petto del tuo cucciolo se manifesta problemi respiratori, oppure sulla zona interessata.

- **Dolori articolari**: una miscela di oli miorilassanti può dare sollievo ai dolori muscolari e alle affezioni osteoarticolari del *pet*. Questi prodotti 100% *green* sono particolarmente utili come trattamento preventivo e terapeutico. *Applica alcune gocce sull'area dolorante e massaggia delicatamente diverse volte al giorno.*

- **Disturbi digestivi**: l'olio essenziale di lavanda può alleviare le coliti e le gastriti dei nostri amici a quattro zampe. Applicando tre gocce sul ventre e massaggiando due volte al giorno si può ottenere un effetto calmante e stabilizzante. Non dimenticare, infatti, che questi disturbi sono spesso legati a stati d'ansia.

- **Irrequietezza**: per calmare i picchi di agitazione dei cuccioli o degli animali in età adulta serviti di una miscela di oli essenziali di melissa, basilico, lavanda e maggiorana. Tre-cinque gocce sul manto del pet o in diffusione assicurano notevoli miglioramenti.

- **Ferite di lieve entità**: per i tagli minori, una miscela di oli di cipresso, tea tree, lavanda e olio di riso può favorire una rapida guarigione e ridurre l'infiammazione, offrendo anche sollievo dal dolore. L'applicazione diretta o tramite una garza sterile imbevuta nell'olio si rivela la soluzione più efficace.

Riflessioni finali e conclusioni

Mio caro lettore, mia cara lettrice, siamo giunti al termine del nostro viaggio editoriale alla scoperta degli oli essenziali. Mi auguro di averti incuriosito, informato e dato consigli pratici per *cambiare in meglio* e prenderti cura del tuo *benessere psicofisico*. Dalla comprensione delle proprietà terapeutiche ai metodi di distillazione *at home*, passando per i chakra e la consapevolezza di poter mescolare le essenze a piacimento, così da liberarne le peculiarità con applicazioni topiche, interne (in cucina) o aromaterapiche. La strada è ancora lunga, ma al momento disponi delle info di base per abbracciare la filosofia degli oli essenziali e i suoi incredibili vantaggi. Le *gocce di benessere* sono innanzitutto uno **strumento**: sta a te farne buon uso, imparando dagli altri e dalle esperienze maturate lungo il cammino.

Con la speranza di sentirti presto, di conoscerti di persona e di poter camminare al tuo fianco, ti

ringrazio per avermi tenuto compagnia fino alla
fine della mia prima esperienza editoriale.

Con tutto l'amore di cui sono capace,

Mariavittoria Pradal

Vuoi entrare nel mondo degli oli essenziali? Scansiona il QR-Code e inizia subito il tuo viaggio alla scoperta degli oli essenziali certificati!

Ti aspettano grandi sorprese!

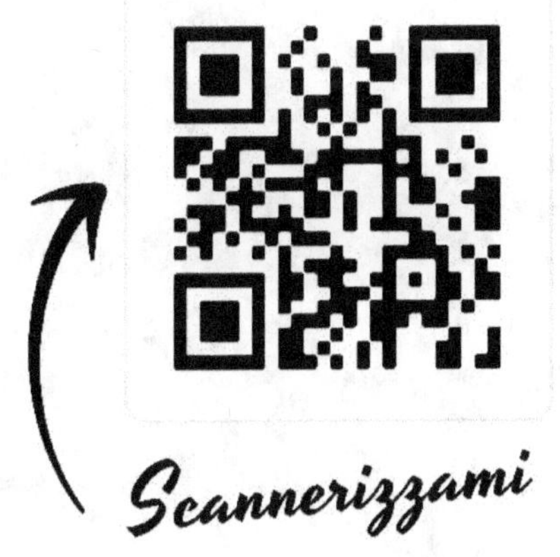

Oppure, mettiti in contatto con me: mariavittoria.pradal@gmail.com.

Sarò lieta di rispondere a tutte le tue domande!